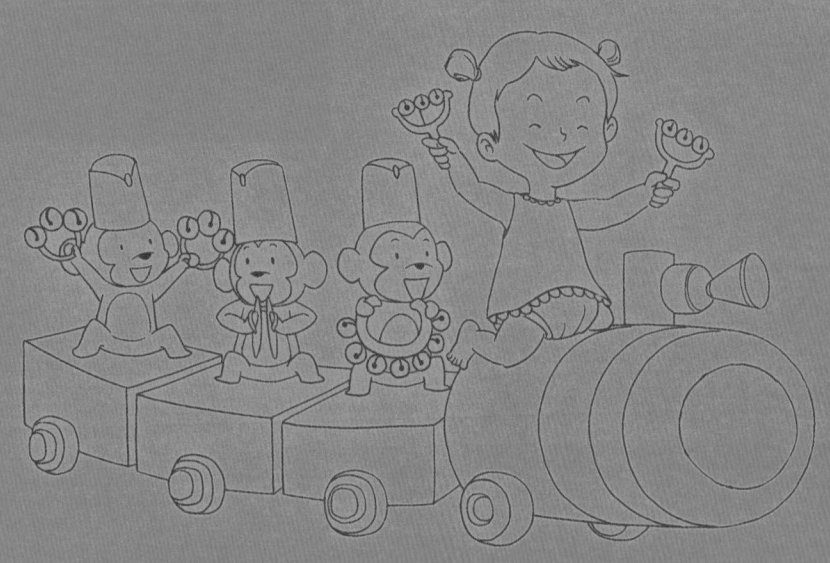

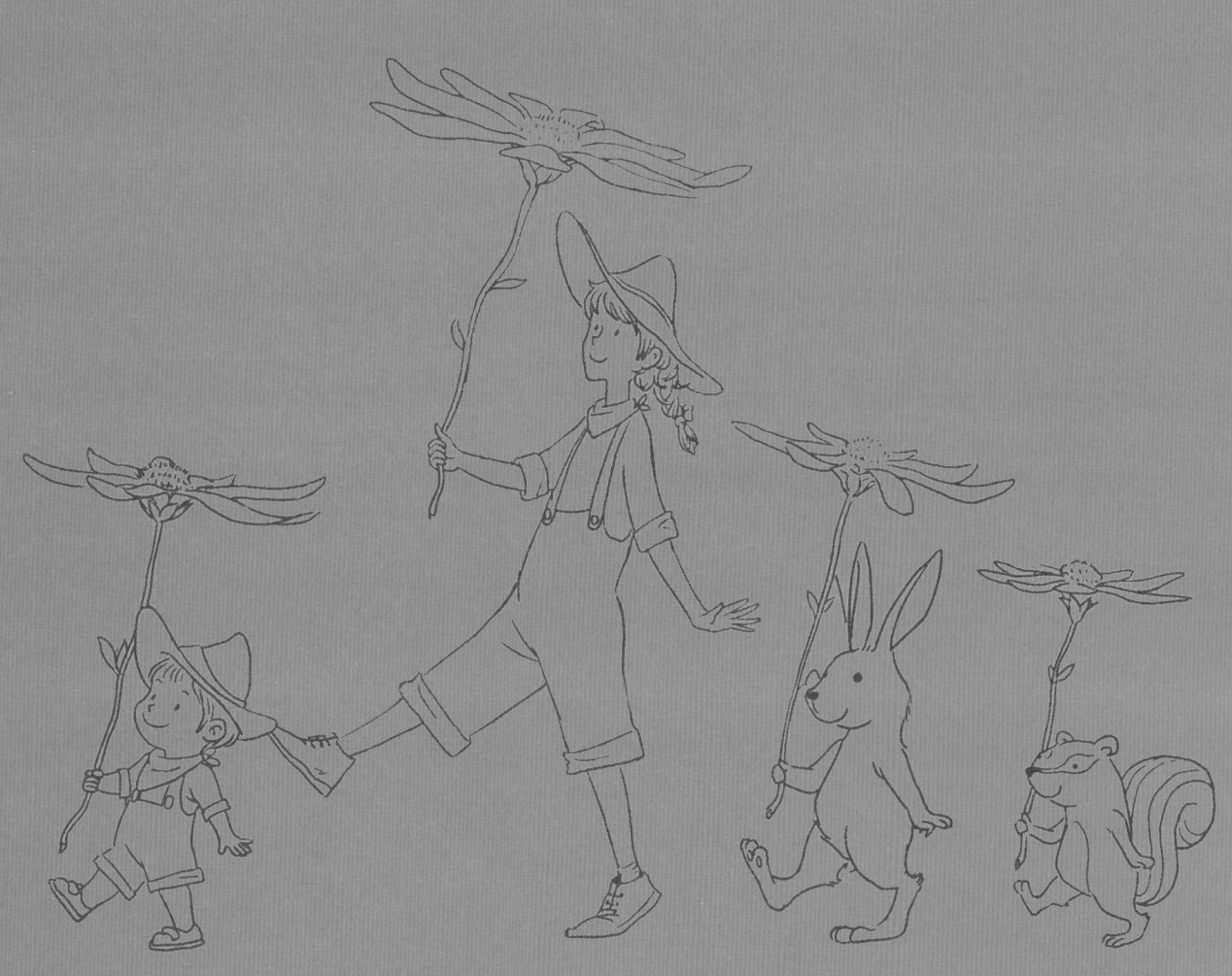

사랑스러운 아기와 엄마의
오감 태교 컬러링

엄마의 편지

감각을 발달시키는 오감 태교는

태아의 감각 발달에 중요한 영향을 주는 태교법으로

시각, 후각, 미각, 청각, 촉각 태교를 통해

아기와 엄마가 나누는 행복한 교감입니다.

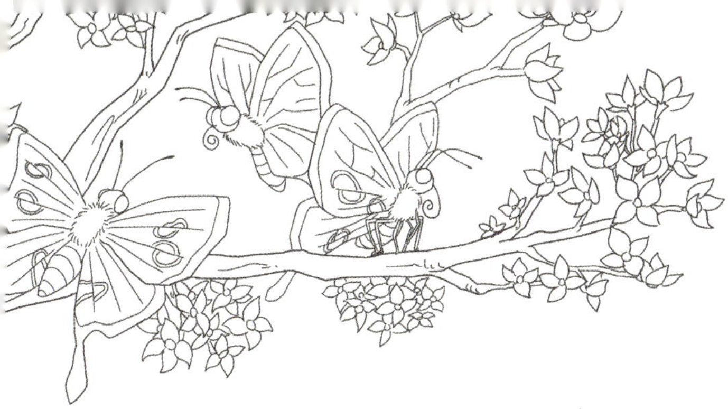

사랑스러운 아기와 엄마의
오감 태교 컬러링
엄마의 편지

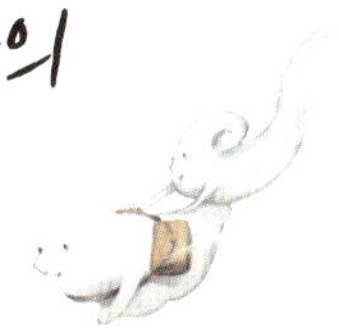

구성 요술램프 | 그림 김유강

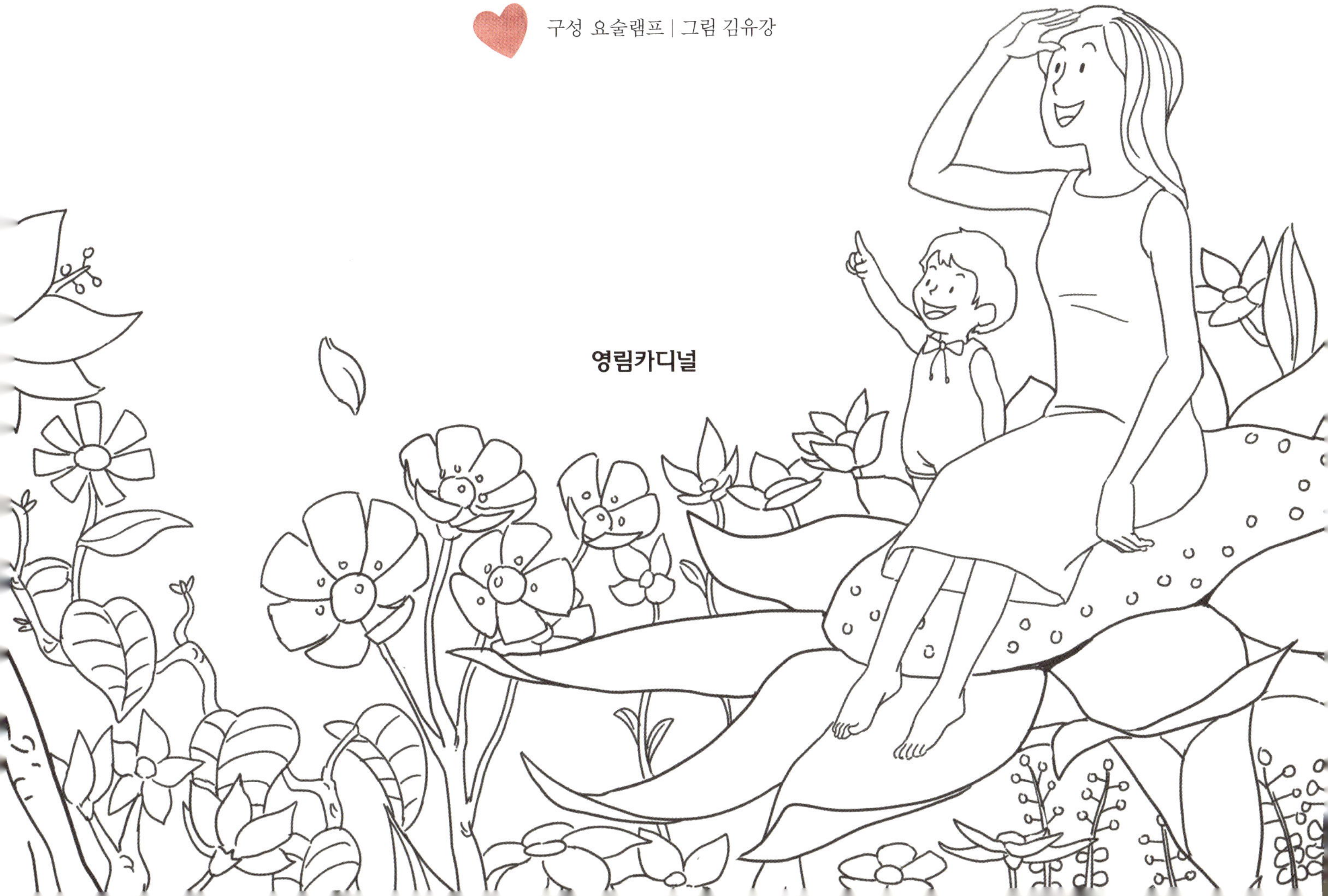

영림카디널

사랑스러운 아기와 엄마의
오감 태교 컬러링
엄마의 편지

1판 1쇄 펴낸날 | 2015년 9월 30일

구성 | 요술램프
그린이 | 김유강
펴낸이 | 양승윤

펴낸곳 | (주)영림카디널
출판등록 | 1987년 12월 8일 제 16 -117호
주소 | 서울특별시 강남구 강남대로 354 혜천빌딩 (우)06242
전화 | 02-555-3200
팩스 | 02-552-0436
홈페이지 | www.ylc21.co.kr

Mother's Letters
Printed in KOREA

값 13,000원
ISBN 978-89-8401-748-1 13590

「이 도서의 국립중앙도서관 출판예정도서목록(CIP)은 서지정보유통지원시스템
홈페이지(http://seoji.nl.go.kr)와 국가자료공동목록시스템(http://www.nl.go.kr/kolisnet)에서
이용하실 수 있습니다.(CIP제어번호: CIP2015025313)」

Prenatal Care on the Five Senses Between a Baby and Mommy

A mother communicates with her fetus for ten months. It means a mother's mental state and health closely influences her fetus. Whatever a mother feels is passed on to her fetus. At this stage, nothing is more important than prenatal care. Finding peace of mind from stress makes a mother and her fetus stays healthy and it makes them give each other positive effect.

A mother goes through ups and downs with hormonal changes during pregnancy. That's why she gets stressed easily and is more sensitive over nothing more than usual. That is, however, the natural process for mothers who are pregnant. To accept the process and to control her mind and body peacefully, prenatal care is positively necessary for both a mother and her fetus.

This book is a prenatal care-coloring book which is based on the five senses. It is a customized guide book to prenatal care by the senses of sight, smell, taste, hearing, and touch as well as a simple coloring book. The customized coloring, happy letters, tips for mothers-to-be, and so on suggest the ways that a mother and her fetus can share and gain sympathy together through the five senses-prenatal care.

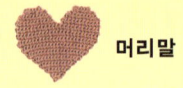 **머리말**

엄마와 아기가 함께 나누는
오감 태교 오감 행복

　엄마는 열 달의 시간 동안 태아와 수많은 교감을 합니다. 임신 중 엄마의 모든 것이 태아에게 고스란히 전해질 만큼 엄마의 심리 상태와 건강은 태아와 밀접하게 연결되어 있습니다. 태교는 아기가 태어나기까지 엄마와 태아가 나누는 모든 신체적, 정신적 결합을 유연하고 건강하게 만드는 중요한 과정입니다. 때문에 바람직한 태교는 엄마와 태아 모두에게 건강한 행복을 선물합니다. 엄마의 몸에 새 생명이 생기고 자라기까지 그리고 아기가 세상 밖으로 나와 엄마를 만나기까지 태교는 중요한 징검다리가 됩니다.

　임신 중에 엄마는 호르몬의 변화로 인해 수많은 감정의 변화를 겪게 됩니다. 임신을 하면 평소보다 더 예민해지고, 작은 스트레스에 민감하게 반응하기도 합니다. 특히 엄마는 여러 가지 두려움을 느끼게 되는데 그중에서도 가장 큰 두려움의 하나는 건강한 아기를 낳을 수 있을까 하는 것입니다. 또한 점점 불어나기 시작하는 체중과 신체적 변화도 큰 스트레스가 될 수 있습니다. 출산이 가까워질수록 출산의 고통에 대한 두려움도 커집니다. 이렇듯 임신한 엄마는 아기를 낳기 전까지 수많은 걱정과 두려움을 안고 갈 수밖에 없습니다. 하지만 이것은 아기를 가진 엄마라면 누구나 겪게 되는 신체적, 정신적 변화로 자연스러운 과정의 하나입니다.

　임산부에게 스트레스는 가장 위험한 요소라고 할 수 있습니다. 스트레스를 받으면 태아가 제대로 성장하지 못하거나 저체중으로 태어날 가능성이 높기 때문입니다. 심각한 경우에는 유산이나 조산의 원인이 되기도 합니다. 태교를 통해 스트레스로부터 마음의 안정을 찾고, 엄마와 태아에게 가장 좋은 컨디션을 유지해 서로에게 좋은 영향을 줄 수 있어야 합니다.

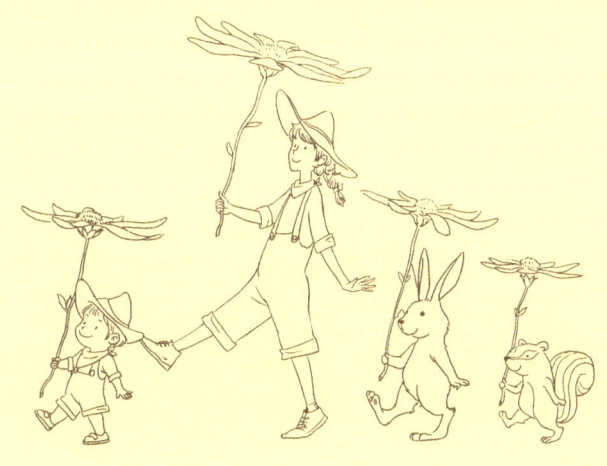

    이 책은 시각, 후각, 미각, 청각, 촉각의 다섯 가지 오감 태교를 통해 엄마와 태아가 함께 나누고 공감하고 성장할 수 있는 방법을 제시한 오감 태교 컬러링북입니다. 아기가 태어나기까지 열 달 동안 엄마가 보고, 듣고, 먹고, 맡고, 느끼는 감정을 태교와 연결해 태아와 엄마에게 좋은 영향을 줄 수 있도록 구성했습니다. 단순히 컬러링만을 하는 것이 아니라 각각의 다섯 가지 감각에 맞춰진 태교 가이드북으로 다양하게 구성된 책이라고 할 수 있습니다. 각 장마다 오감의 주제에 따른 글과 아기에게 보내는 엄마의 행복 편지, 그리고 컬러링할 수 있는 그림과 임산부라면 누구나 궁금해 할 상식들, 그리고 아기를 위해 직접 만들어 활용할 수 있는 모빌 만들기나 동화책 만들기 등이 알차게 꾸며져 있습니다.

    특히, '엄마의 행복 편지'는 엄마가 아기를 기다리며 서로가 공감하는 모든 신체적, 정신적 감정의 교감을 한 권의 책으로 기록할 수 있어 세상에 태어날 아기에게도 특별한 선물이 될 수 있을 것입니다. 가장 좋은 태교는 엄마와 태아 모두가 편안하고 행복한 마음으로 교감하는 것입니다. 건강한 오감 행복 태교를 통해 세상에서 가장 행복한 엄마와 아기가 되어 보세요.

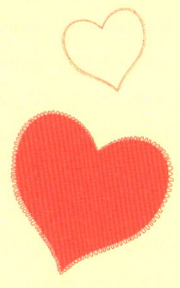

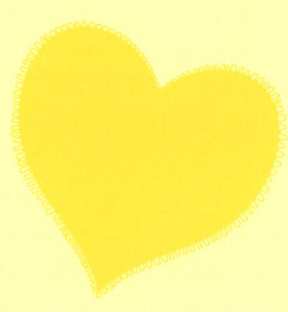 차례

제1장 **시각 태교**
예쁜 것만 보세요 11

태아는 엄마가 시각적으로 보고 느끼는 모든 감정을 느낍니다.
아기를 위해 예쁜 것만 보는 시각 태교를 해 보세요.

제2장 **후각 태교**
기분 좋은 향기를 맡아요 25

엄마가 느끼는 기분 좋은 향기는 건강한 호르몬을 분비시켜 태아의 뇌로 고스란히 전달됩니다.
기분 좋은 향기로 아기와의 교감을 느껴 보세요.

제3장 **미각 태교**
건강한 음식을 먹어요 39

엄마가 배고프면 태아도 배고프고, 엄마가 음식을 맛있게 먹으면 태아도 만족감을 느낍니다.
엄마가 먹는 건강하고 영양가 있는 음식은 태아가 건강하게 성장하는 영양분이 됩니다.

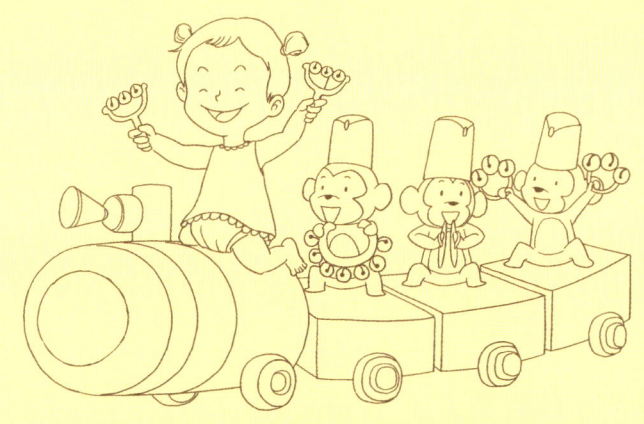

제4장 **청각 태교**
아름다운 소리를 들어요 53

태아는 부드럽고 온화한 목소리와 편안함을 주는 아름다운 소리에 안정감을 느낍니다.
엄마가 기분 좋게 느끼는 소리는 태아도 기분 좋게 느낍니다.

제5장 **촉각 태교**
기분 좋은 촉감을 느껴요 67

촉감으로 전해지는 다양한 감정을 느끼고 기분 좋은 촉감을 태아에게도 전해 주세요.
엄마가 행복하면 태아도 행복합니다.

부록

- 엄마와 태아를 위한 행복한 기다림
- 엄마와 아기를 위한 맛있는 행복 레시피

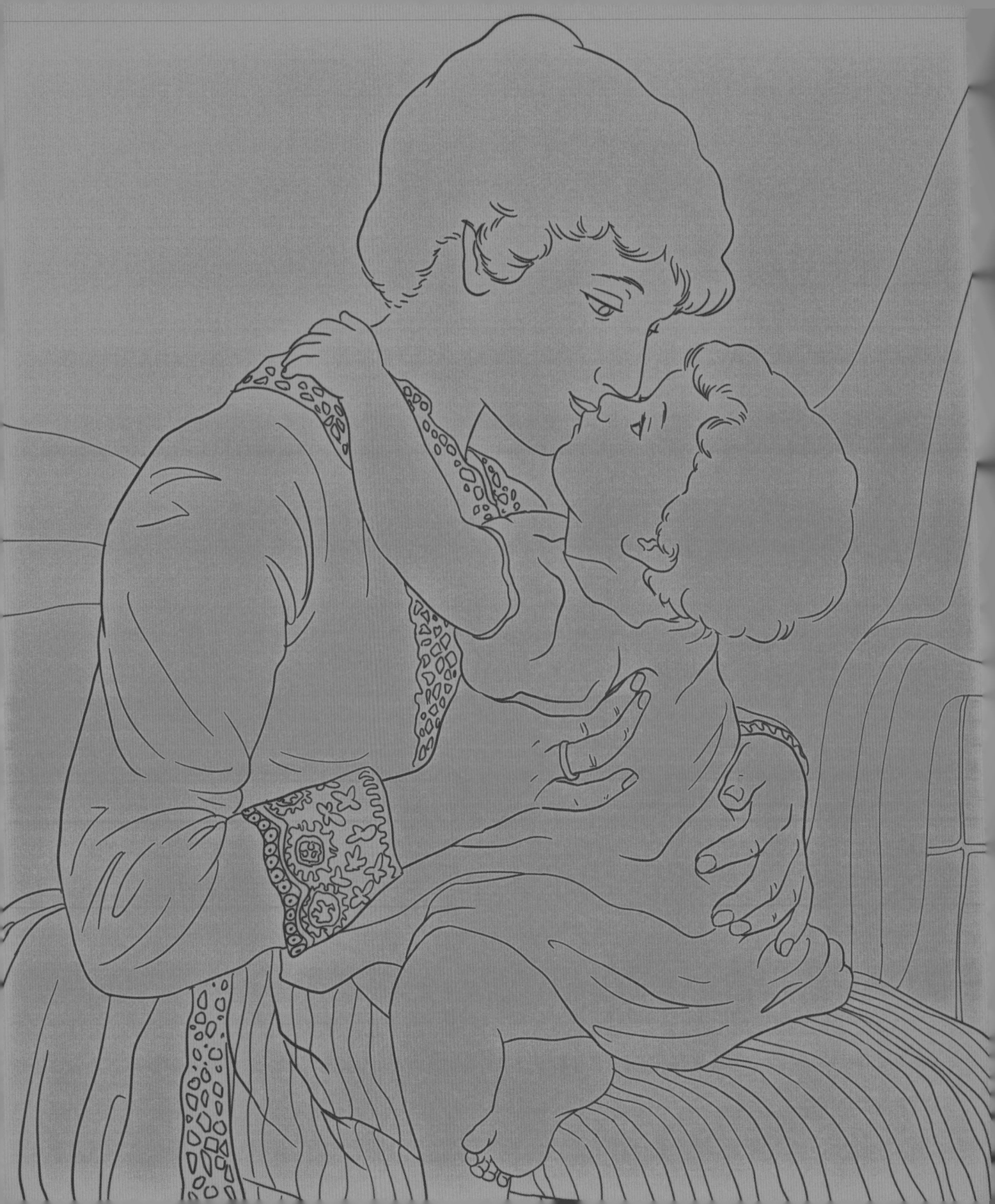

제 1 장

시각 태교

예쁜 것만 보세요

: 태아는 엄마가 시각적으로 보고 느끼는 모든 감정을 느낍니다.
아기를 위해 예쁜 것만 보는 시각 태교를 해 보세요.

세상에서 가장 아름다운 이름, 엄마

"아기를 가진 엄마의 마음은 사랑입니다. 엄마는 세상에서 가장 아름다운 이름입니다. 아기는 세상에서 가장 행복한 이름입니다."

엄마의 행복 편지

두근두근 예비 맘의 궁금증

임신 초기에는 신체적으로 어떤 증상이 있나요?

임신 1개월 이내에는 대부분 몸에 별다른 변화가 없지만 몸살감기처럼 온몸이 나른하고 미열과 한기를 느끼기도 합니다. 또 호르몬 변화로 속 쓰림과 구토, 변비가 생기기도 하고 사람에 따라서는 아랫배에 통증을 느끼기도 합니다.
임신을 잘 모를 수 있는 시기이므로 몸의 상태에 따라 함부로 약을 먹지 않도록 주의해야 합니다.

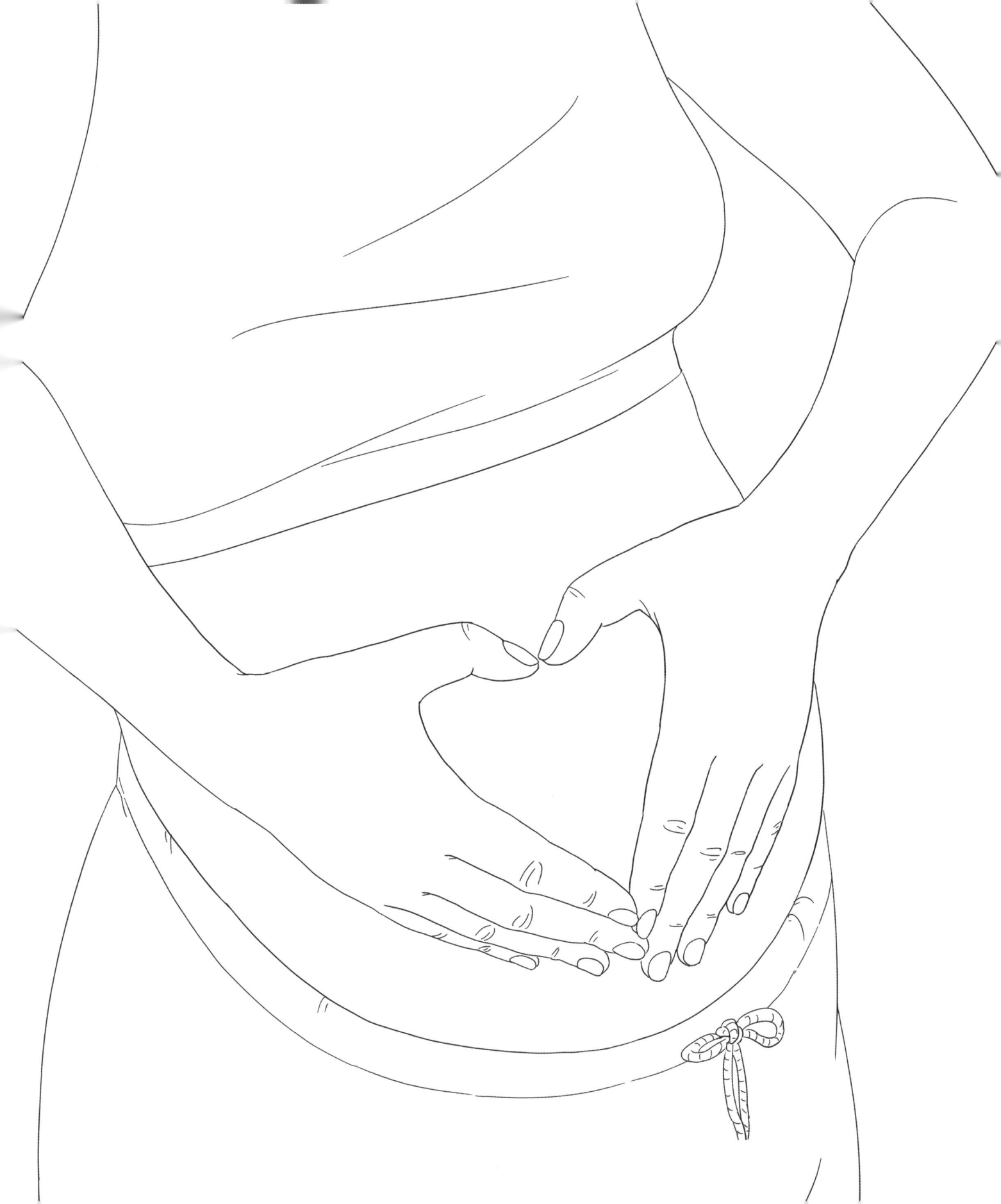

포동포동 예쁜 우리 아기 손

"엄마 손을 꼭 잡은 아기 손을 바라봅니다. 예쁜 아기 손과 따뜻한 엄마 손이 만나서 아름다운 하나의 손이 됩니다."

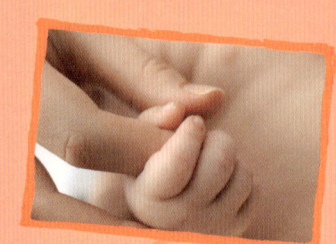

엄마의 행복 편지

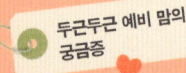

태아가 잘 자라는지 불안해요!

아기가 태어나기 전까지 엄마의 걱정은 계속됩니다. 아주 조금의 신체 변화와 태아의 반응에도 민감하고 불안해합니다. 막연한 두려움을 버리고 초음파 검사 등과 같은 정기 검진을 통해 태아의 건강과 발달 상태를 꼼꼼히 체크합니다.

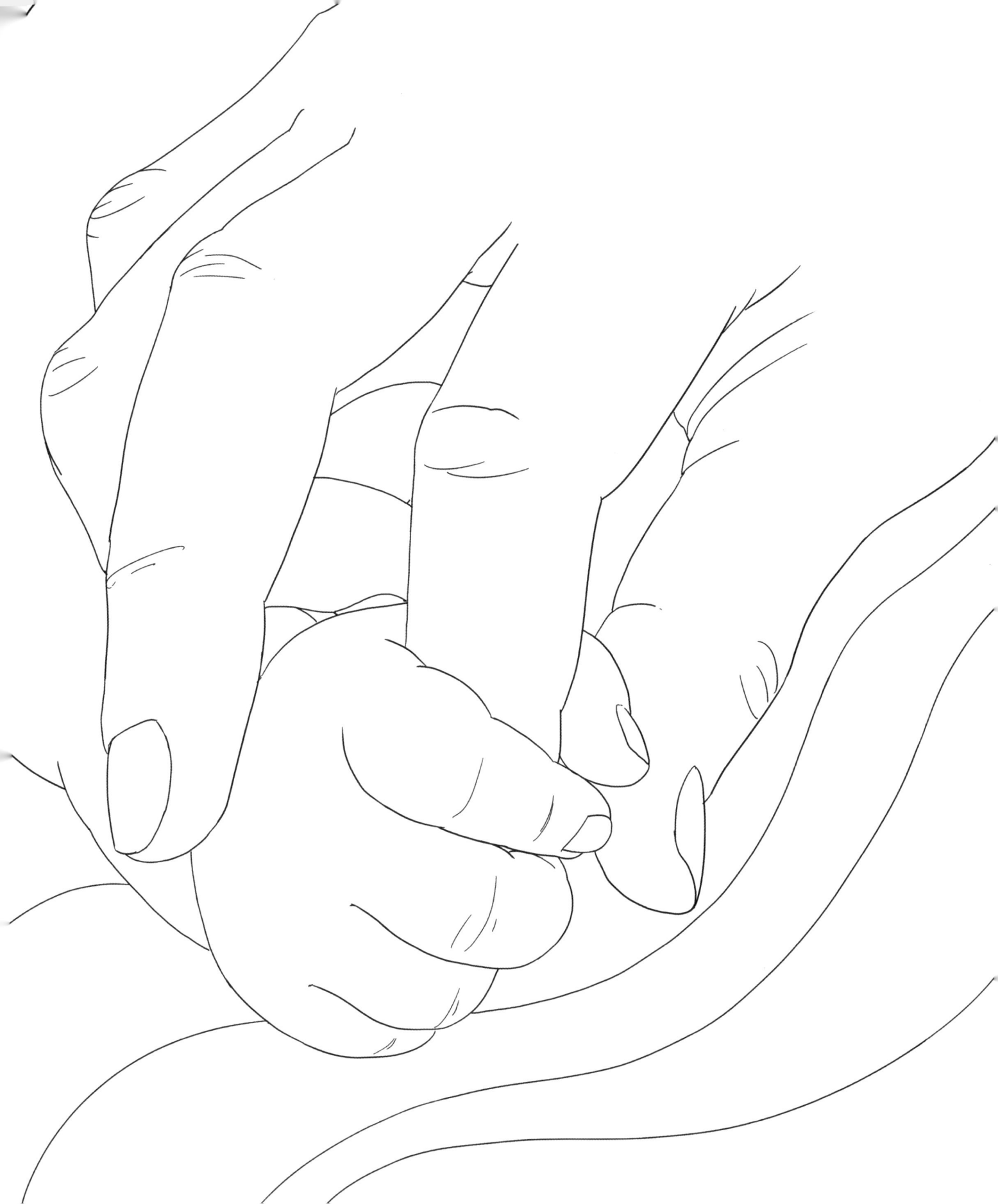

꼼지락꼼지락 귀여운 우리 아기 발

"귀여운 우리 아기 발을 보고 있으면 발가락이 꼼지락꼼지락.
작은 발로 아장아장 걸음마하는 모습을 상상해 봅니다."

엄마의 행복 편지

두근두근 예비 맘의 궁금증

임신을 하면 감정 기복이 심해지나요?

임신을 하면 대부분의 예비 맘들은 호르몬의 변화로 하루에도 수십 번씩 감정 기복을 경험하게 됩니다. 엄마의 감정은 태아에게도 영향을 주기 때문에 마음 관리가 필요합니다. 예민하게 받아들이기보다는 누구나 겪는 자연스러운 과정이라고 생각하고 마음의 여유를 갖는 게 중요합니다.

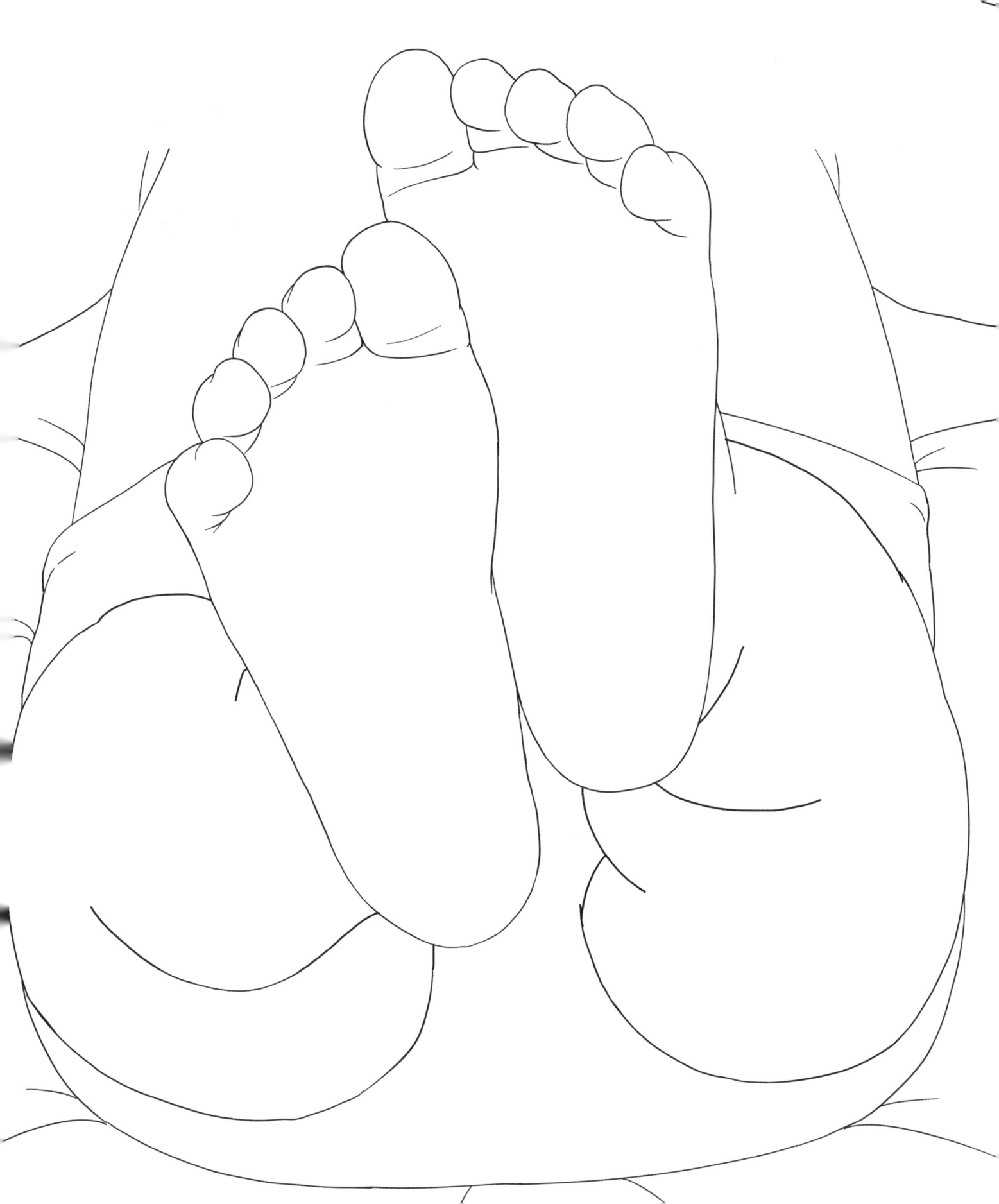

사랑해, 사랑해 우리 아기

"엄마 사슴이 아기 사슴에게 입을 맞추면 아기 사슴은 가만히 눈을 감습니다.
세상의 모든 모성애는 고귀합니다."

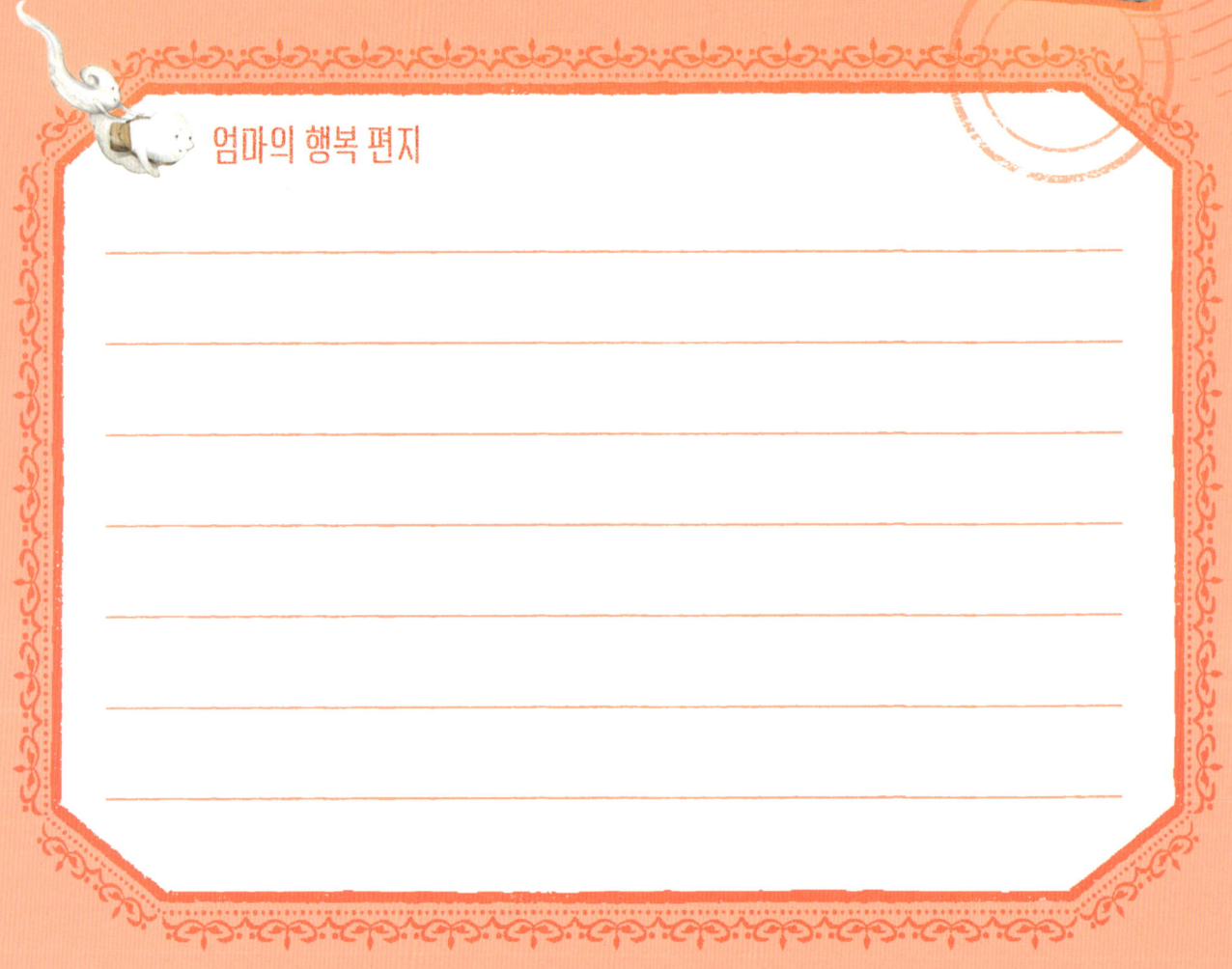

엄마의 행복 편지

두근두근 예비 맘의 궁금증

태아는 언제 가장 많이 성장하나요?

임신 8~11주에 접어들면서 태아는 가장 빠르게 성장합니다. 몸도 머리, 몸통, 팔다리로 구분되고, 얼굴 윤곽이 뚜렷해지면서 눈, 코, 입, 귀 등 사람의 형태를 완전히 갖추기 시작합니다. 눈동자에 색소가 모이고 눈꺼풀과 눈썹도 생깁니다. 태아의 시각은 정확하게 사물을 구분하는 것이 아니라 명암을 느낄 수 있는 정도입니다.

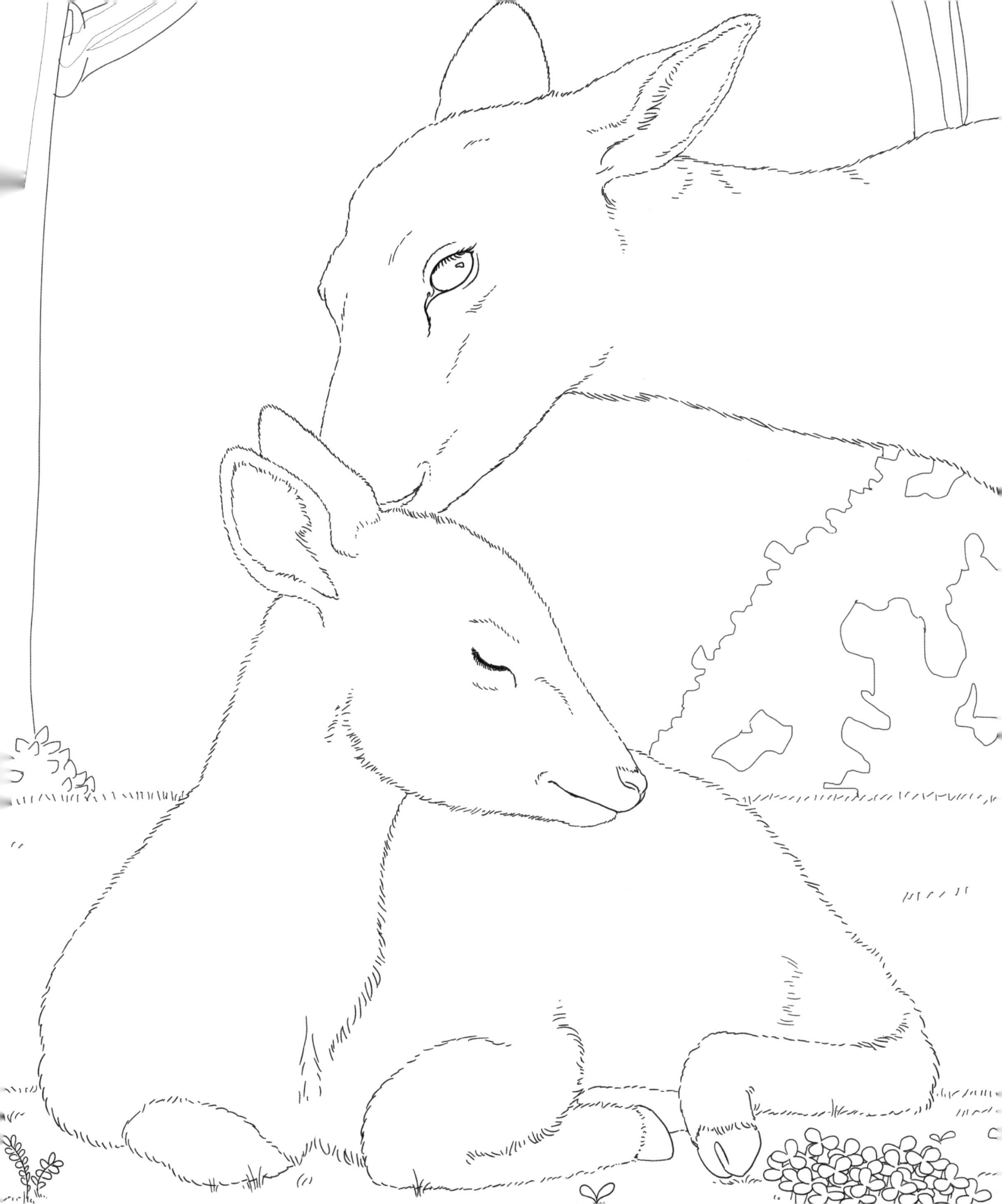

명화 감상 – 《엄마의 사랑》

"아기를 생각하며 조용히 말해 봅니다. 사랑한다, 사랑한다, 사랑한다. 사랑한다는 말은 수없이 해도 모자랍니다."

《엄마의 사랑 Motherly Love》: 프레더릭 모건 (Frederick Morgan, 1847~1927)

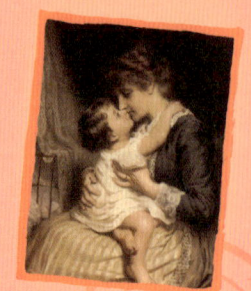

엄마의 행복 편지

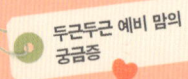
두근두근 예비 맘의 궁금증

임신 초기에 꼭 받아야 할 검진이 있나요?

임신 초기에는 태아가 자궁에 안전하게 자리 잡았는지 확인하는 것을 시작으로 B형 간염 검사, 초음파 검사, 소변 검사, 혈액 검사, 자궁경부암 검사, 풍진 항체 검사, 매독 검사, 염색체 이상 유무를 알아보는 융모 검사까지 예비 맘이라면 반드시 받아야 할 필수 검진이 있습니다. 임신 초기는 유산의 위험이 높으므로 조심해야 합니다.

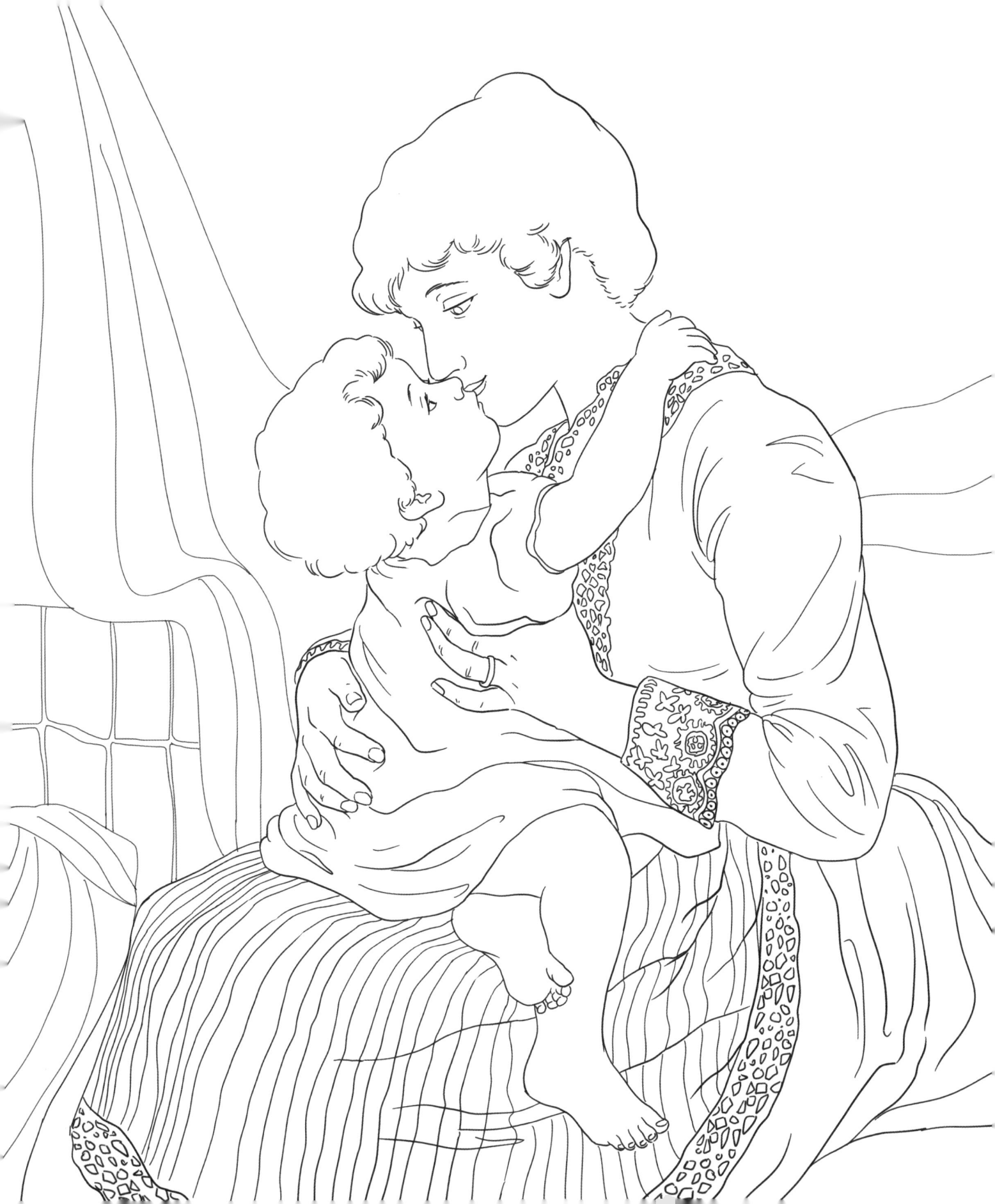

우리 아기 태명 짓기

태명의 뜻과 의미도 함께 적어 보세요.

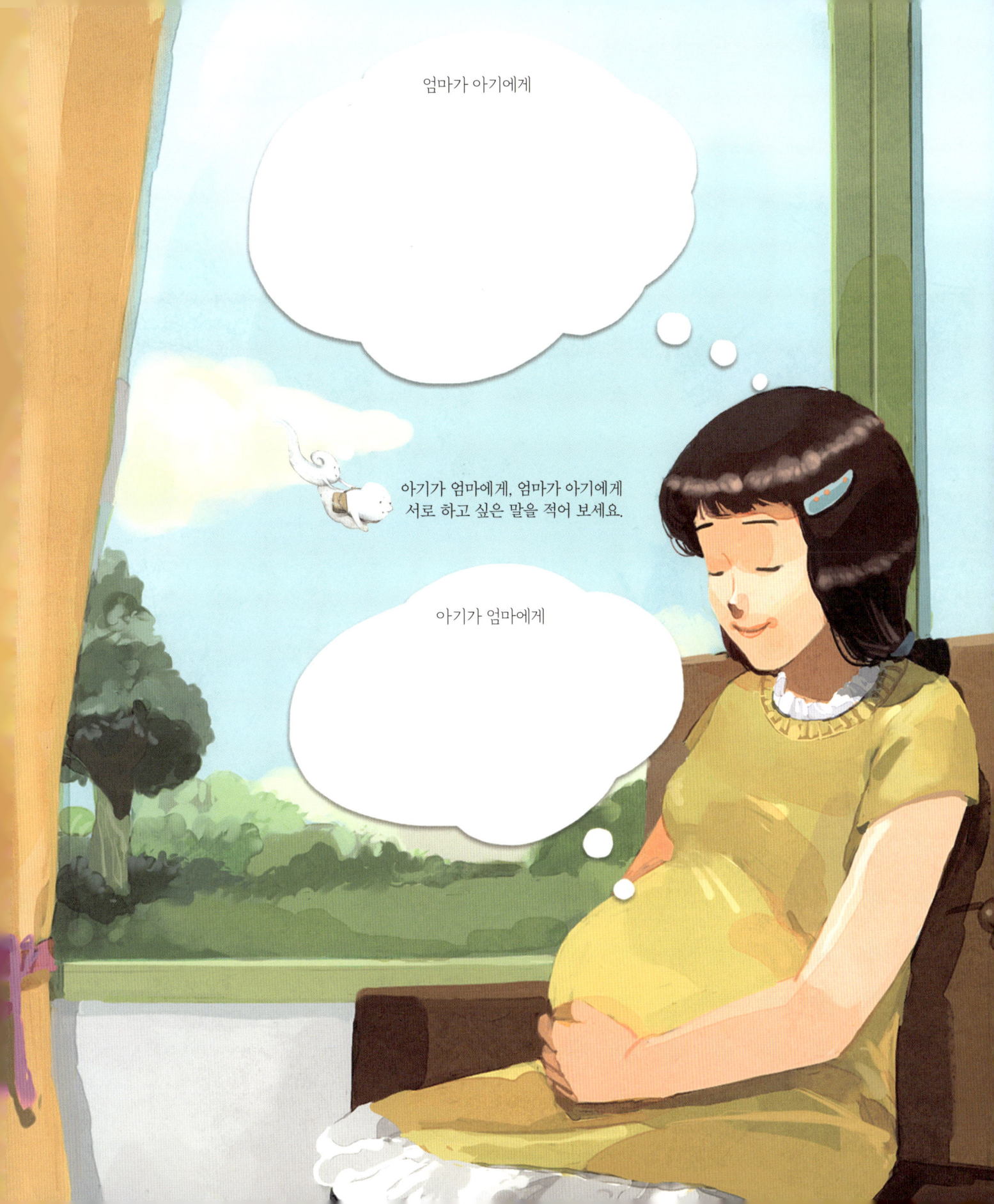

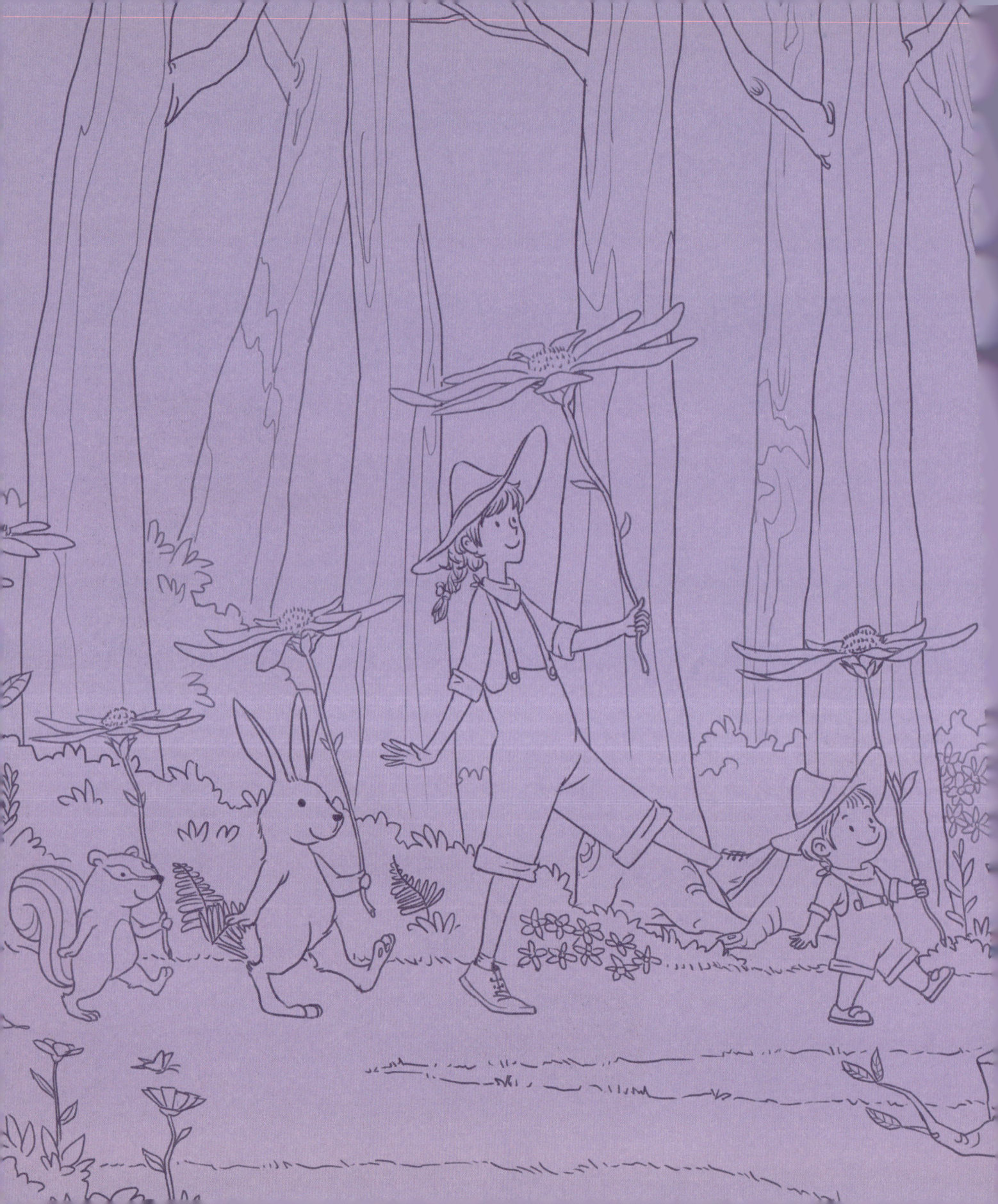

제 2 장

후각 태교

기분 좋은 향기를 맡아요

: 엄마가 느끼는 기분 좋은 향기는 건강한 호르몬을 분비시켜 태아의 뇌로 고스란히 전달됩니다.
기분 좋은 향기로 아기와의 교감을 느껴 보세요.

우리 아기 꽃처럼 예쁘게 예쁘게

"알록달록 예쁜 꽃들이 하늘하늘 춤추면 꽃향기 따라 나비도 팔랑팔랑 날아오네.
우리 아기 꽃처럼 예쁘게 예쁘게."

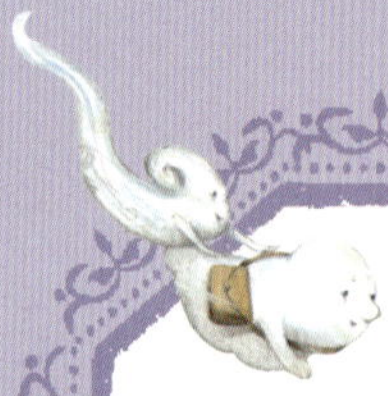

엄마의 행복 편지

두근두근 예비 맘의 궁금증

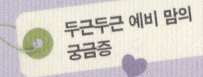

엄마가 맡는 좋은 향기를 태아도 느낄까요?

좋은 향기를 통해 엄마가 느끼는 안정감과 행복은 태아에게 그대로 전달됩니다. 또한 임신 중기가 되면 태아의 후각이 발달하는데, 이 시기에 엄마가 좋은 향기나 공기를 맡으면 태아도 그 향기를 맡고 느끼게 됩니다.

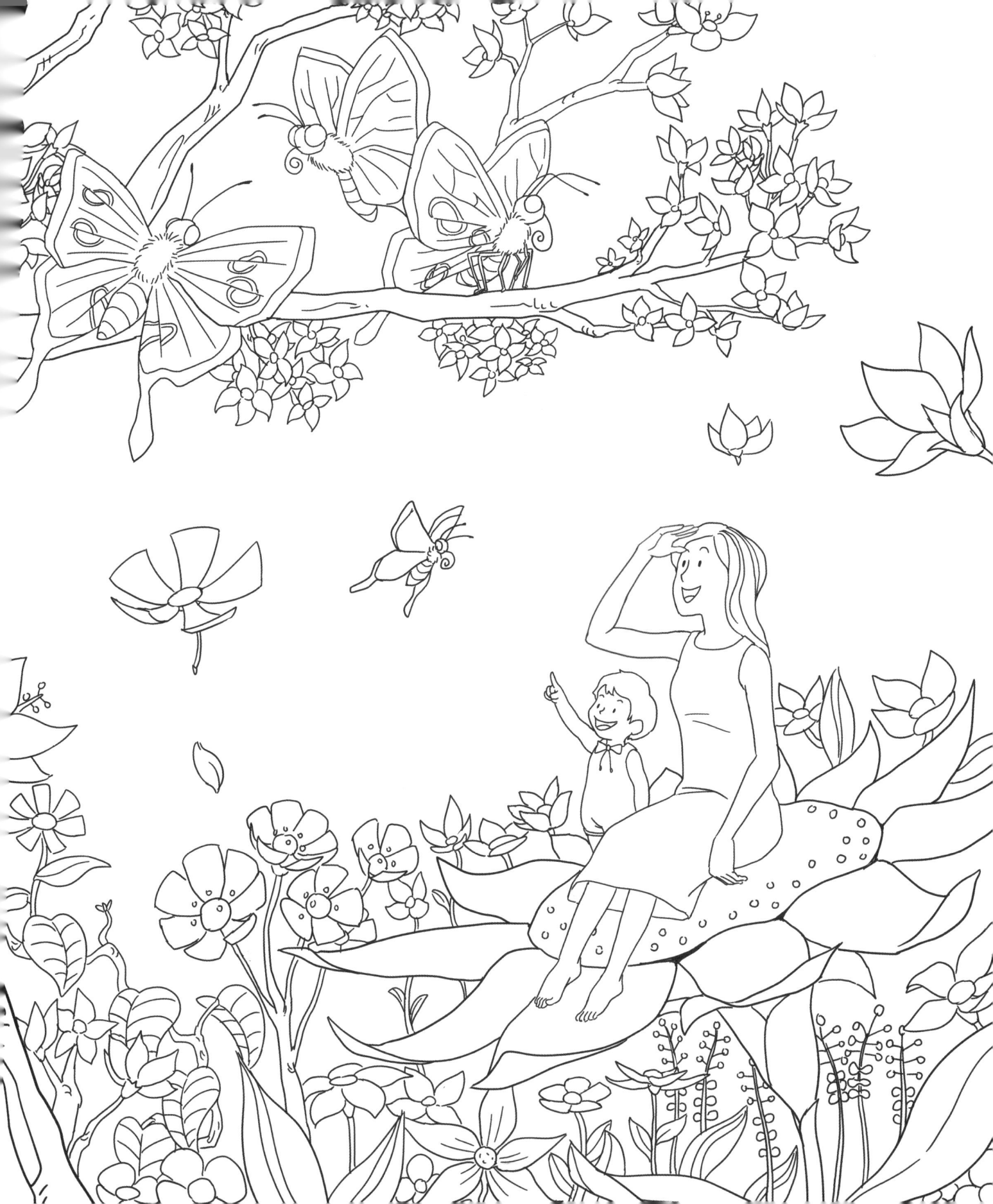

달콤한 우리의 행복한 시간

"바삭한 쿠키와 부드러운 케이크를 구우면 마음을 사르르 녹이는 달달한 향기가 솔솔솔.
엄마와 아기가 함께하는 달콤한 우리의 행복한 시간."

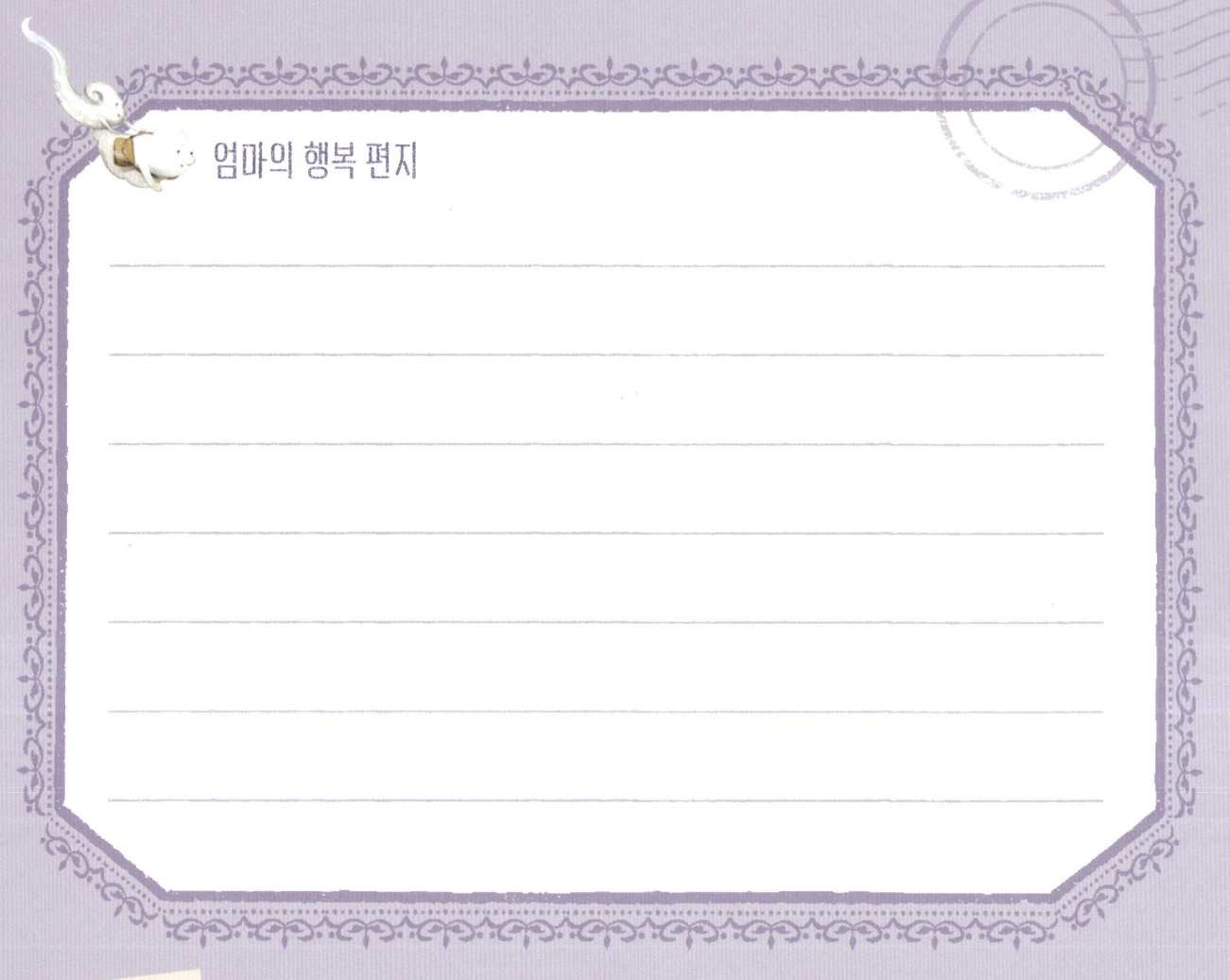

엄마의 행복 편지

두근두근 예비 맘의 궁금증

임신 초기에는 향 때문에 입덧을 하기도 하나요?

네, 임신 초기에는 향에 대한 기호가 바뀌기도 합니다. 평소 즐겨 먹던 음식이나 늘 사용하던 화장품의 향이 갑자기 역하게 느껴져 입덧을 하게 되는 것입니다. 이럴 때는 향이 강한 화장품이나 향수, 스프레이 등은 금하고 저자극 무향 제품을 사용하는 게 좋습니다.

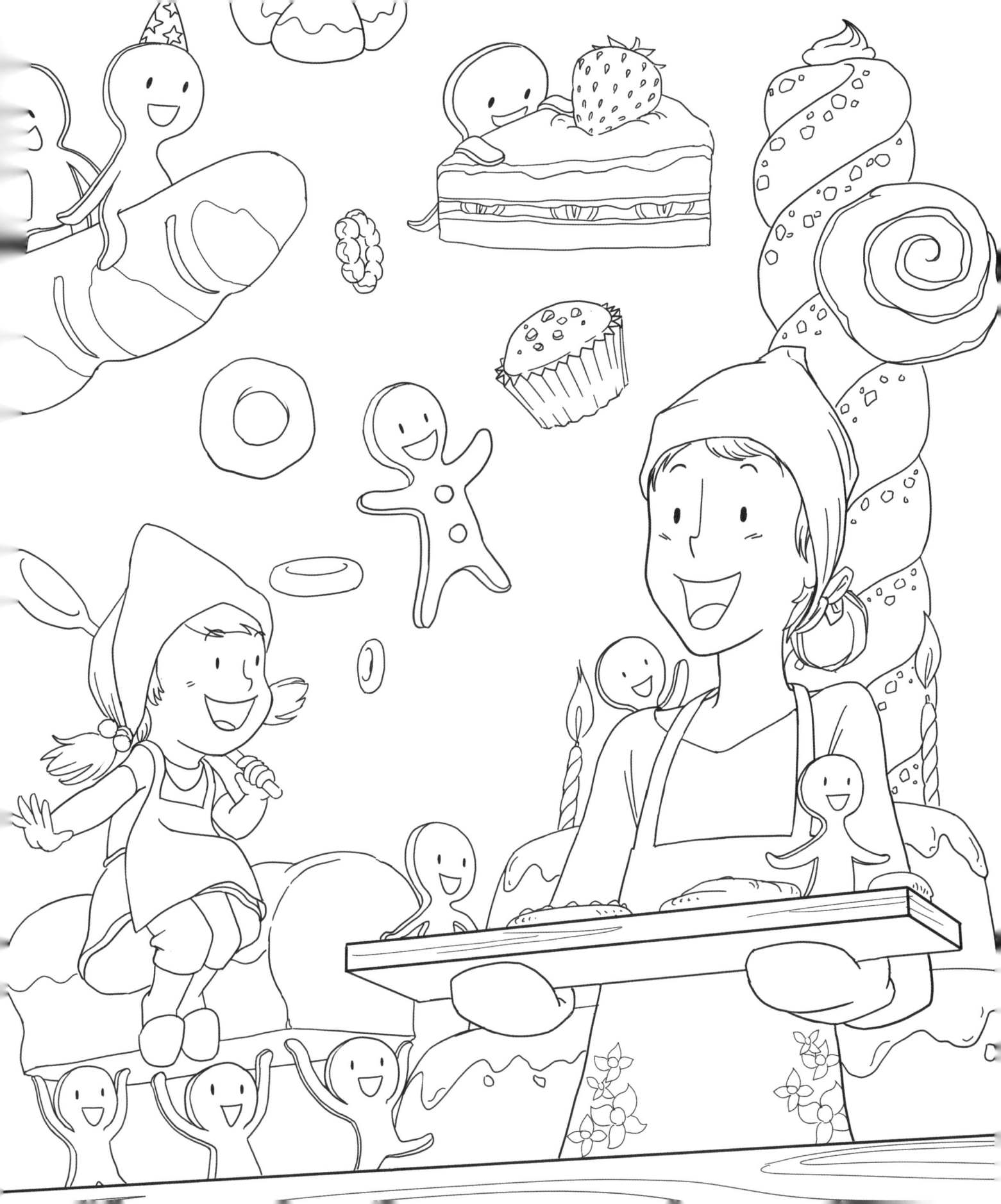

알록달록 상큼한 과일 나라로!

"과일 나라에 상큼한 과일들이 모두 모였네. 엄마랑 아기랑 함께 과일 향기 찾기.
아가야, 네가 제일 좋아하는 과일 향기는 뭐니?"

엄마의 행복 편지

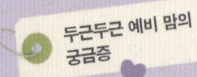

태교에 좋은 향기가 따로 있나요?

태교에 좋은 향기란 곧 엄마가 좋아하는 향기입니다. 엄마가 좋아하는 향기를 맡고
기분이 좋아지고 안정감을 느끼면 태아도 그 기분을 함께 느낍니다.
하지만 좋아하는 향기라고 해도 건강에 해를 줄 수 있는 향기는 피하는 것이 좋겠지요?

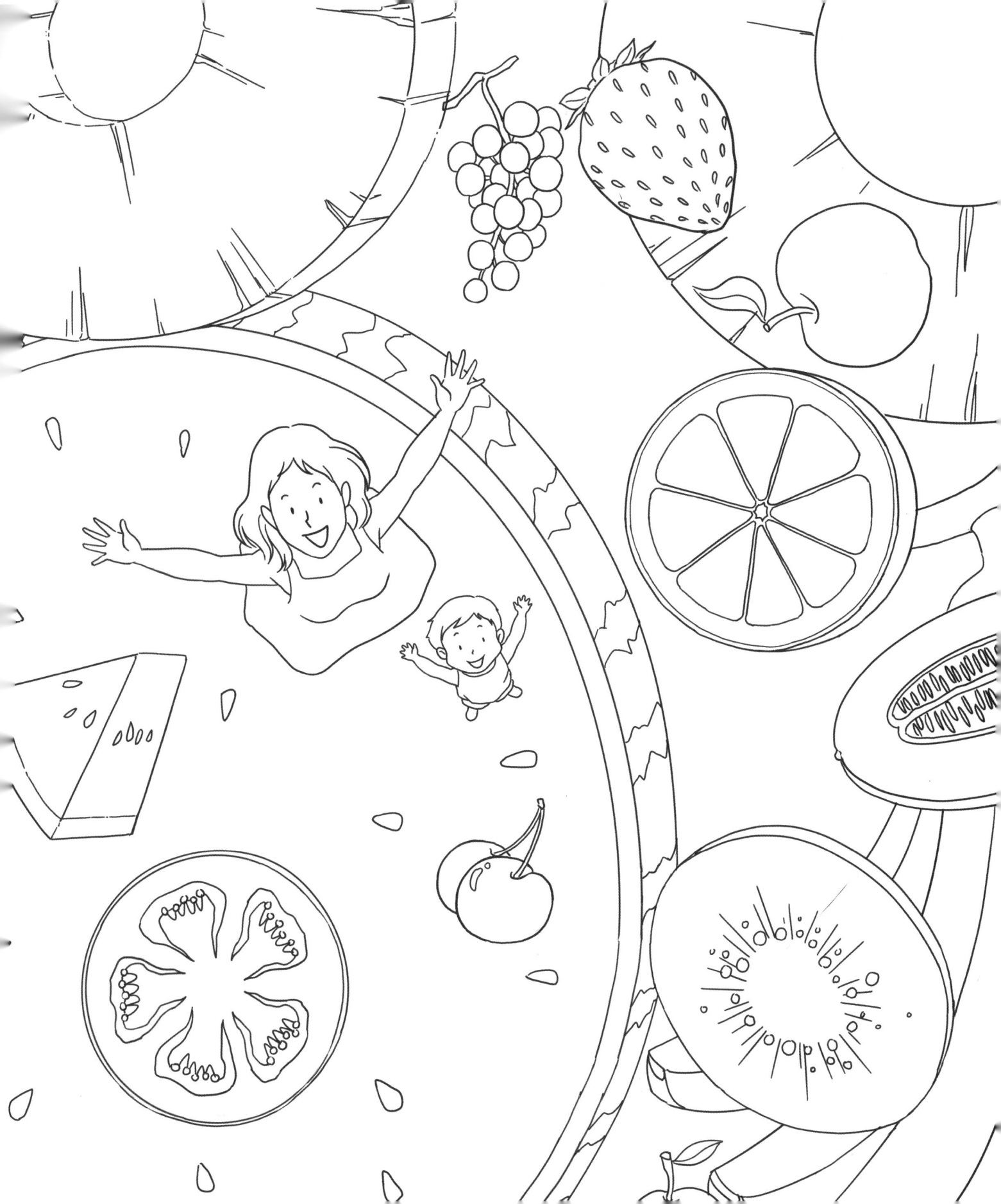

바다 향기를 온몸으로 느껴 보자, 아가야.

"우리 아가, 거북이랑 어디 가니? 우리 함께 바닷속 여행을 떠나 볼까?
상쾌한 바다 향기를 온몸으로 느껴 보자, 아가야."

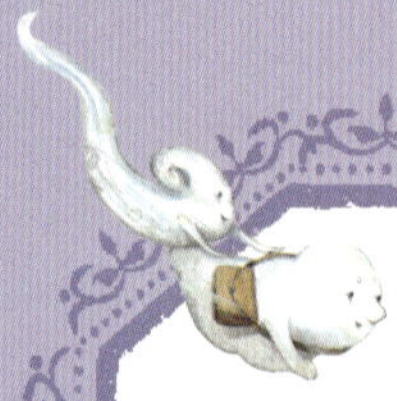

엄마의 행복 편지

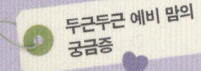

임산부는 물을 더 많이 마셔야 하나요?

임신 중에는 혈액량이 많아지면서 빈혈이 생기고 혈액이 탁해져서 혈액 순환이 잘 안 되기도 합니다. 물을 많이 마시면 혈액 순환에 도움이 됩니다. 임산부의 하루 수분 권장량은 1,000~1,500CC이며 보리차나 결명자차 같은 차보다는 생수가 좋습니다.

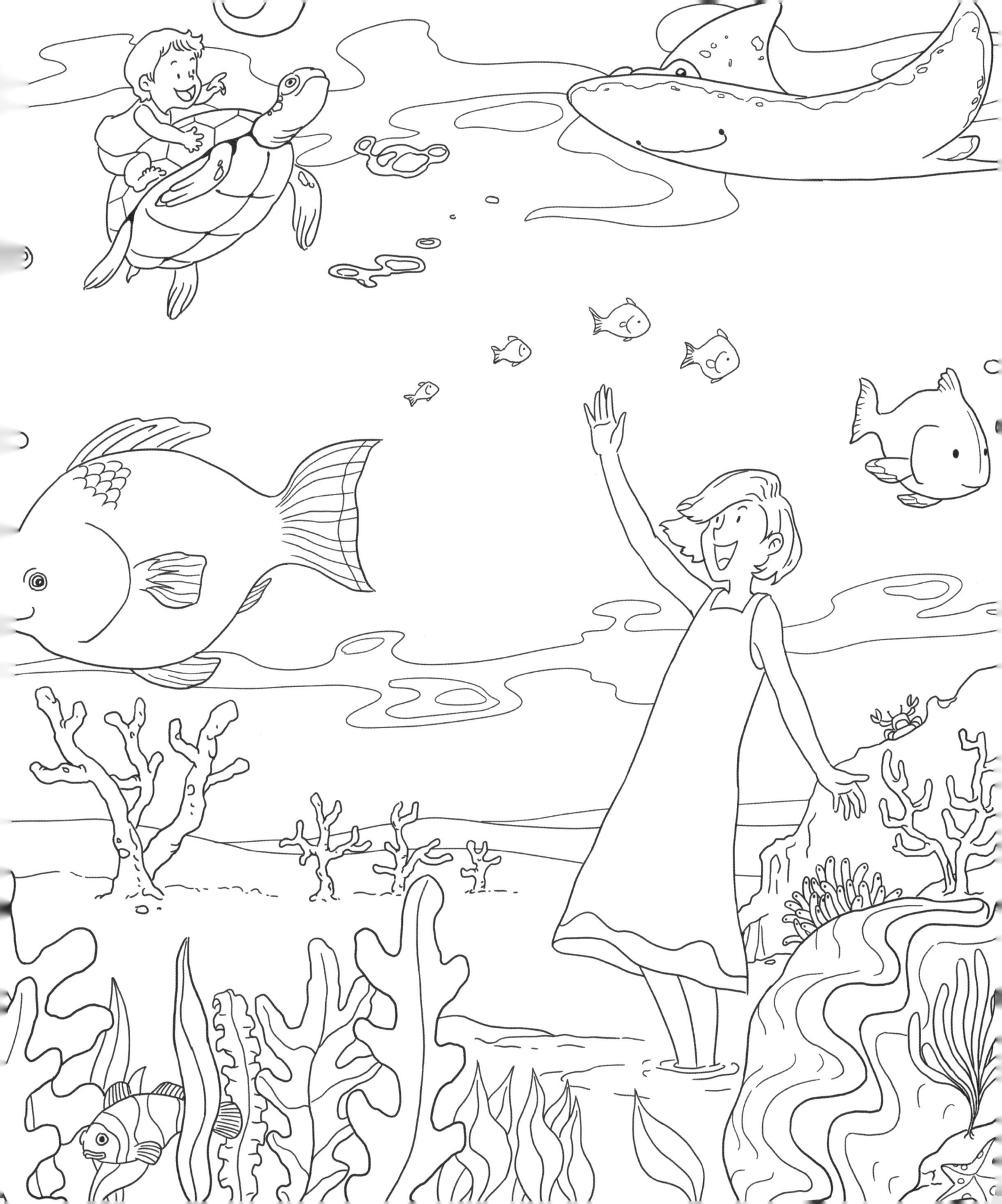

하나둘 하나둘 울창한 숲을 걸어서

"아장아장 우리 아기 엄마랑 함께 숲을 걸으며 숲이 하는 이야기를 듣고
숲이 내는 향기를 맡으면 어느새 숲과 하나가 되는 우리."

엄마의 행복 편지

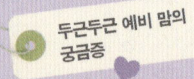

임신 중 가습기 사용은 괜찮은가요?

사용해도 괜찮지만 세척과 청결에 주의해야 합니다. 가습기를 매일매일 깨끗하게
세척해서 관리하고 세척할 때 베이킹 소다 등을 사용하는 것도 좋습니다.
가습기 대신 젖은 빨래를 걸어 두거나, 숯이나 솔방울에 물을 적셔 두는 방법도 있습니다.

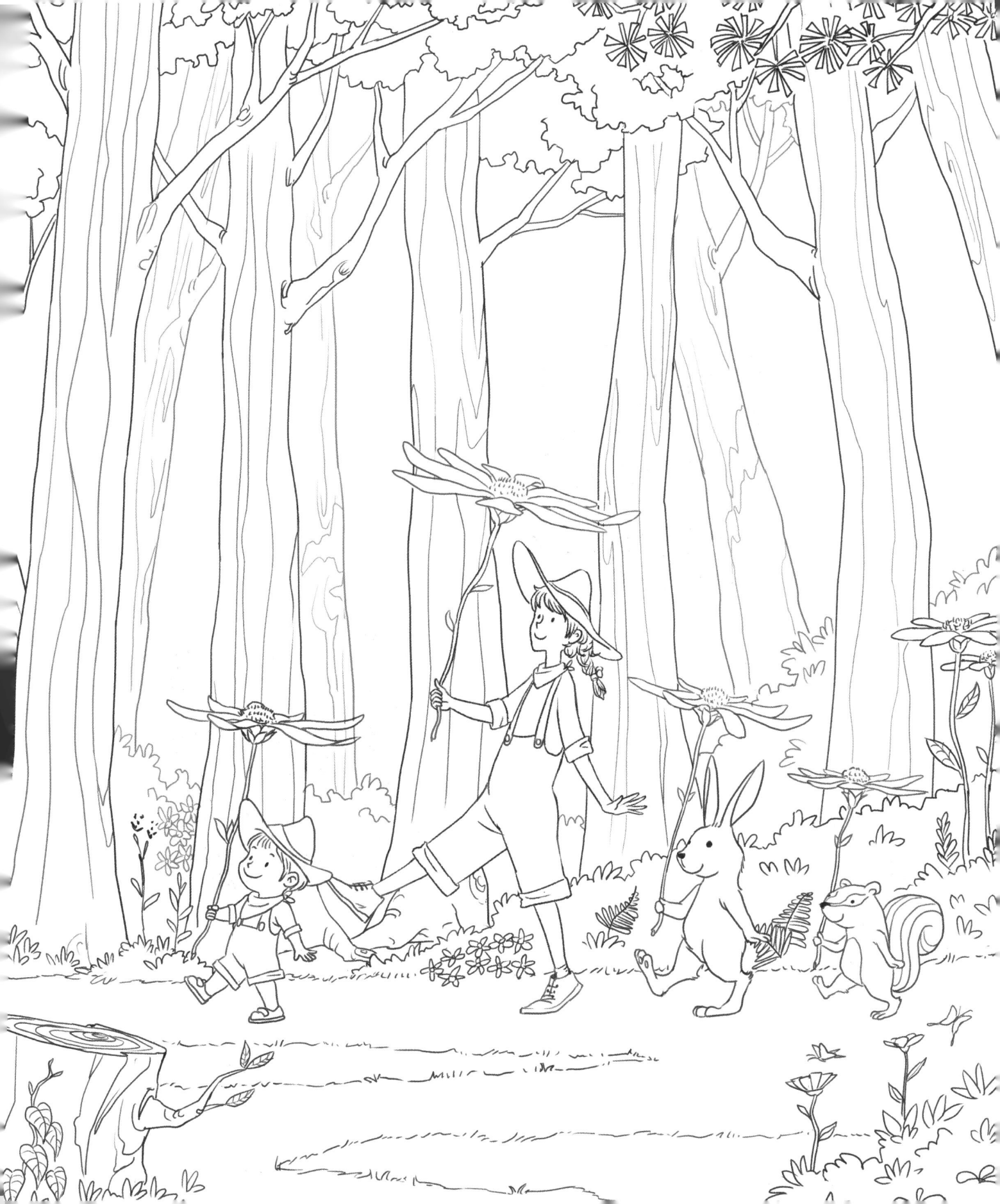

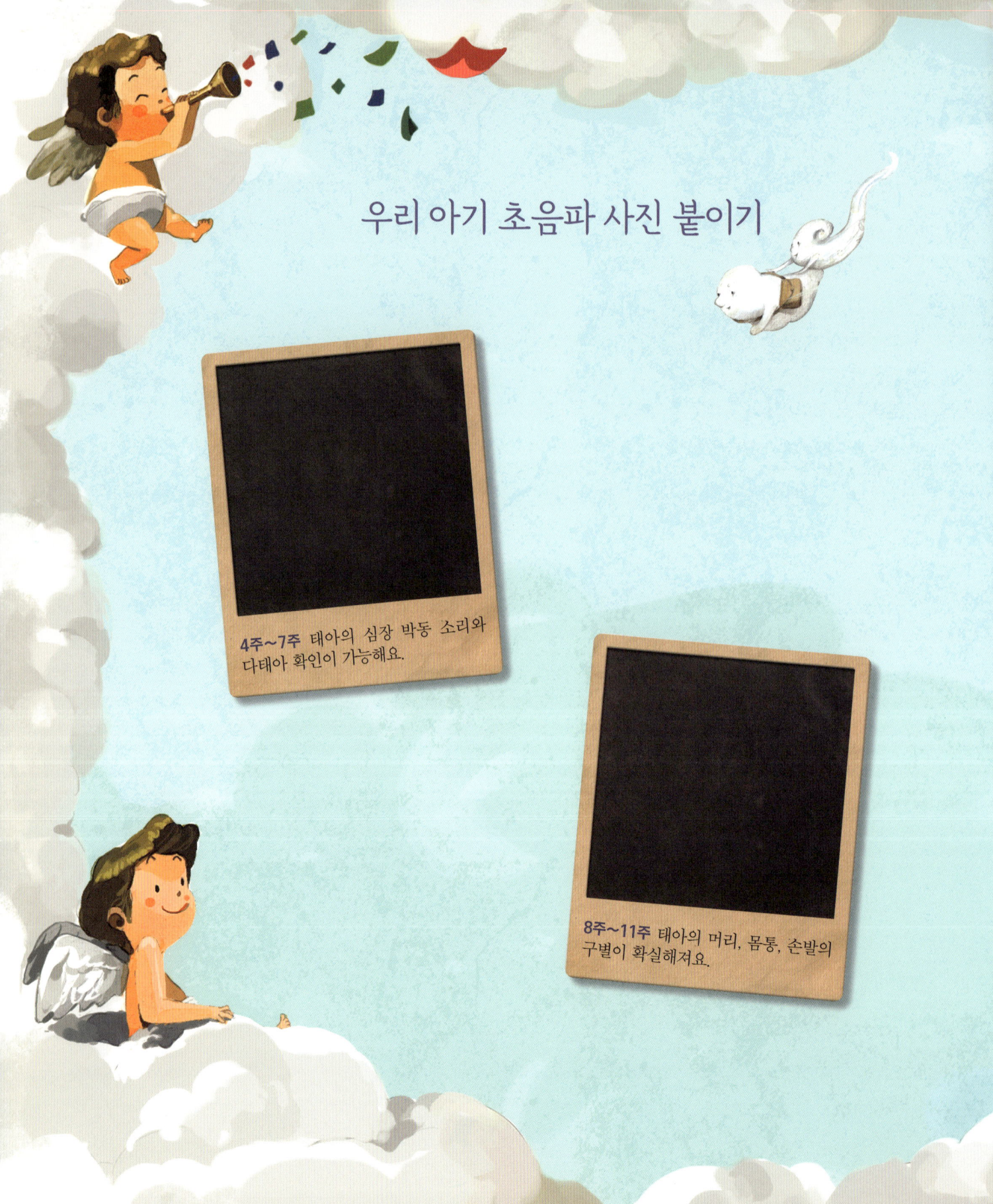

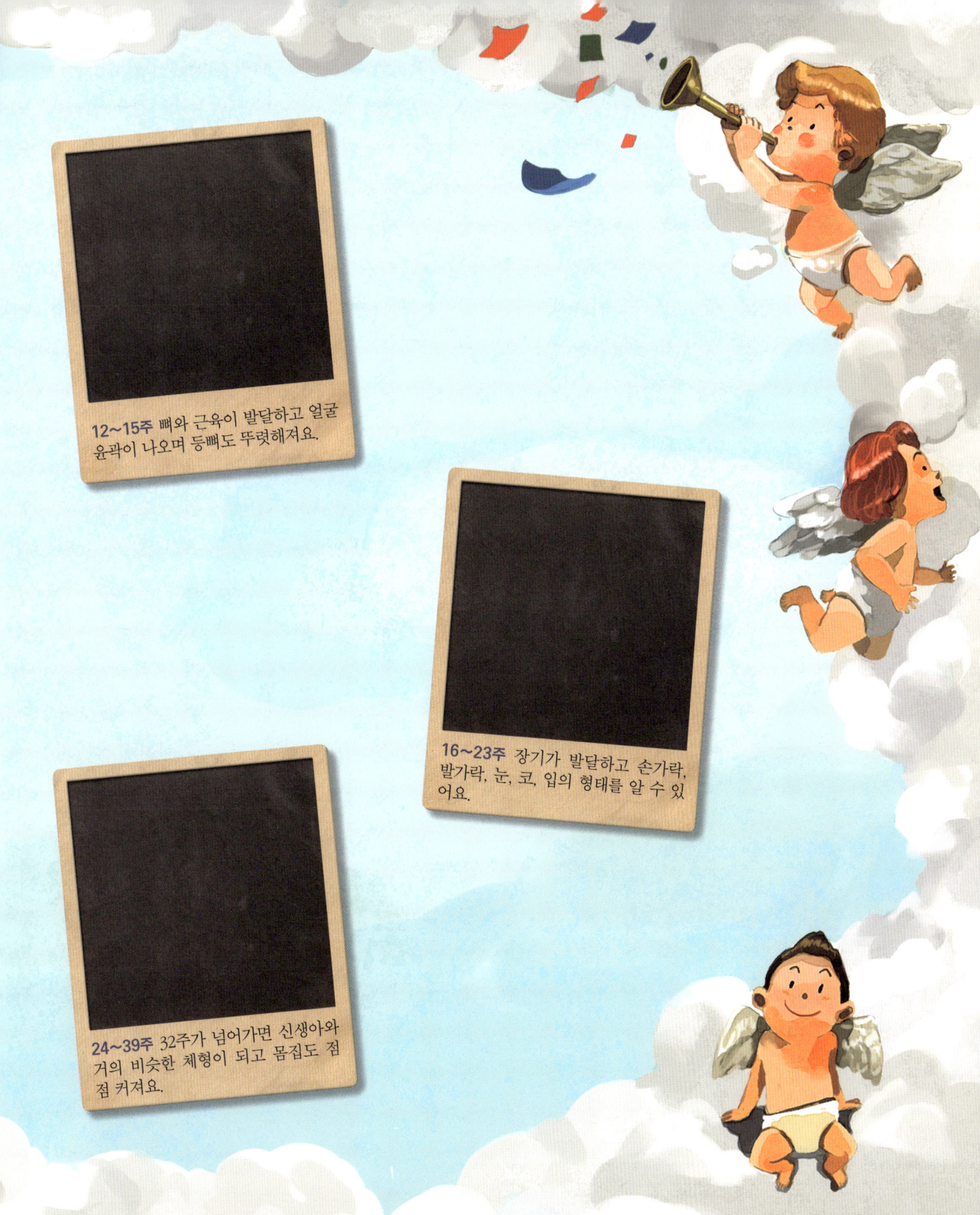

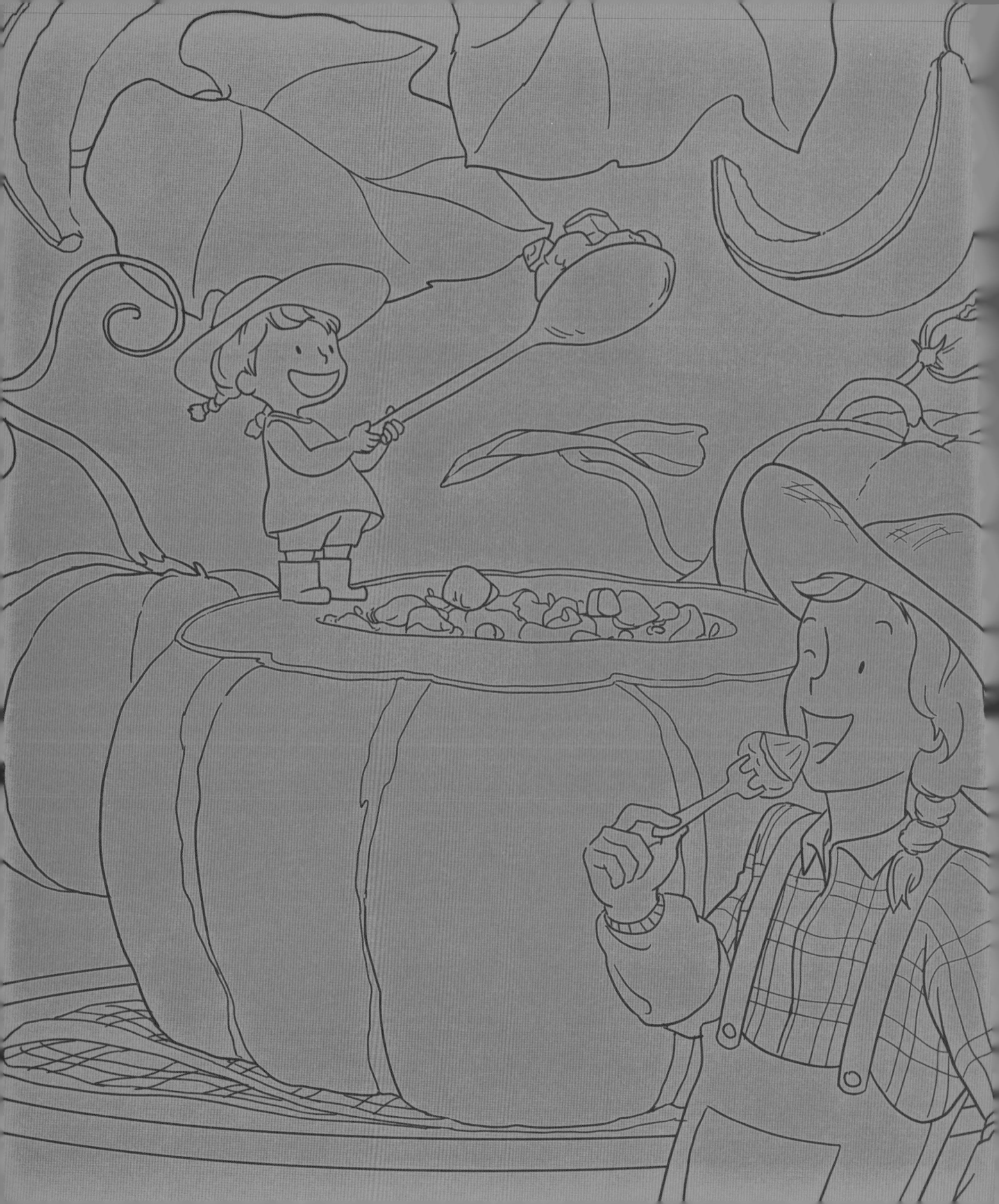

제3장

미각 태교

건강한 음식을 먹어요

: 엄마가 배고프면 태아도 배고프고, 엄마가 음식을 맛있게 먹으면 태아도 만족감을 느낍니다.
엄마가 먹는 건강하고 영양가 있는 음식은 태아가 건강하게 성장하는 영양분이 됩니다.

아삭아삭 비타민이 가득한 과일 샐러드

"예쁜 그릇에 아삭아삭 상큼한 과일을 듬뿍 넣고 달콤한 소스를 살살살 뿌리면 맛있는 과일 샐러드 완성! 엄마가 맛있게 먹으면 아기도 맛있게 냠냠."

엄마의 행복 편지

두근두근 예비 맘의 궁금증

임신 중에 카페인 섭취는 안 좋은가요?

카페인이 함유된 대표적인 식품에는 커피나 초콜릿 등이 있습니다. 카페인 성분은 숙면을 방해하거나 부종의 원인이 되기도 합니다. 가능한 잠들기 5~6시간 전에는 카페인이 들어간 식품은 안 먹는 것이 좋습니다. 반대로 잠자기 1시간 전에 따뜻한 우유는 숙면에 도움을 줍니다.

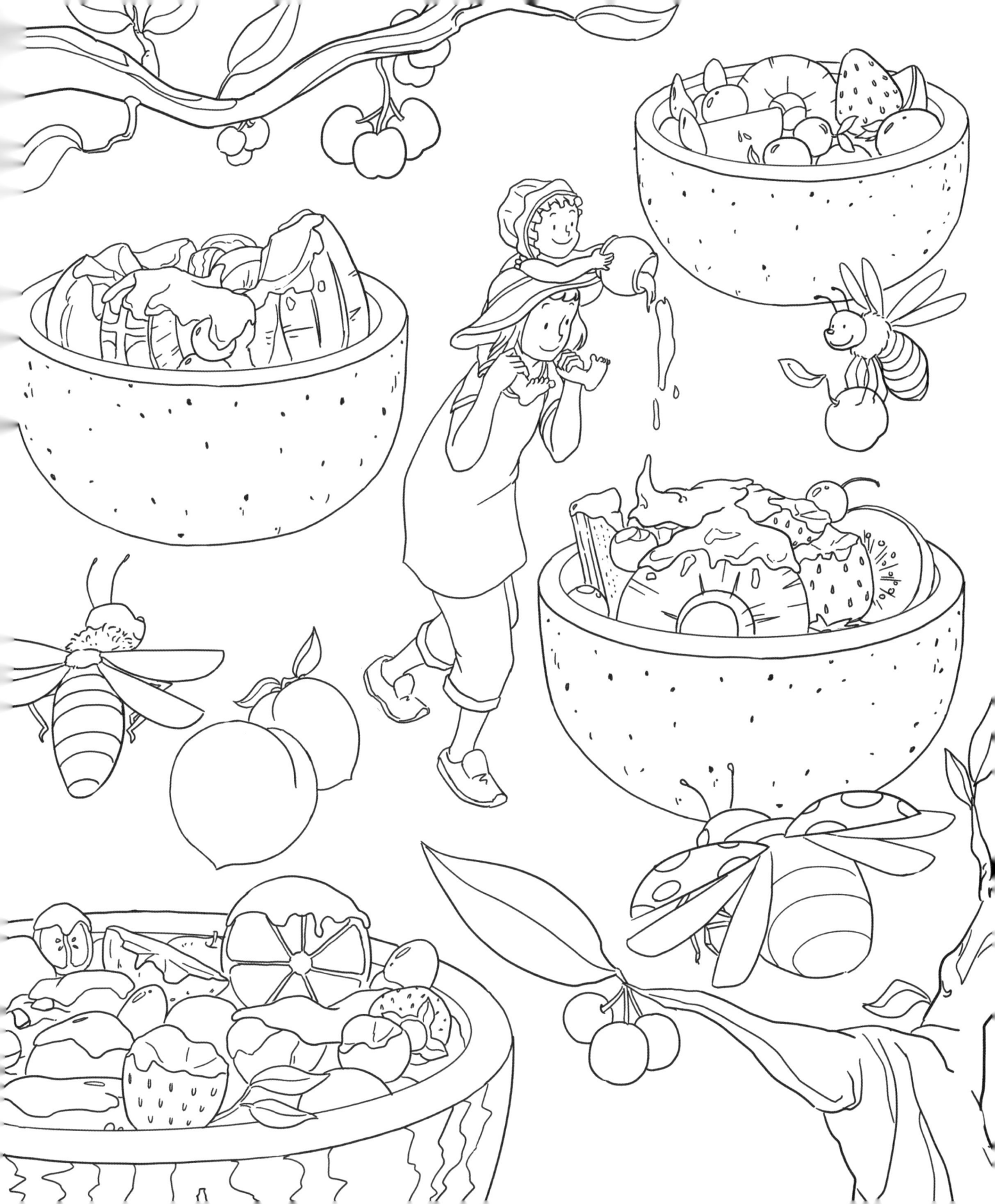

단백질이 풍부한 두부 스테이크

"엄마와 태아 모두에게 꼭 필요한 영양소 단백질! 단백질이 풍부한 부드럽고 고소한 두부로 근사하고 특별한 두부 스테이크를 만들어 볼까요?"

엄마의 행복 편지

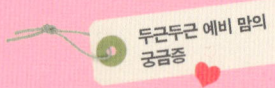

임산 중에도 체중 관리를 해야 하나요?

임신 초기 입덧이나 소화 장애 등이 사라지면 갑자기 식욕이 왕성해지기도 합니다. 이즈음 태아의 성장도 활발해지면서 식욕이 당기는 대로 먹으면 체중이 급격히 증가할 수 있습니다. 적당한 식이 조절과 운동을 통해 체중 관리를 해 주는 것이 좋습니다.

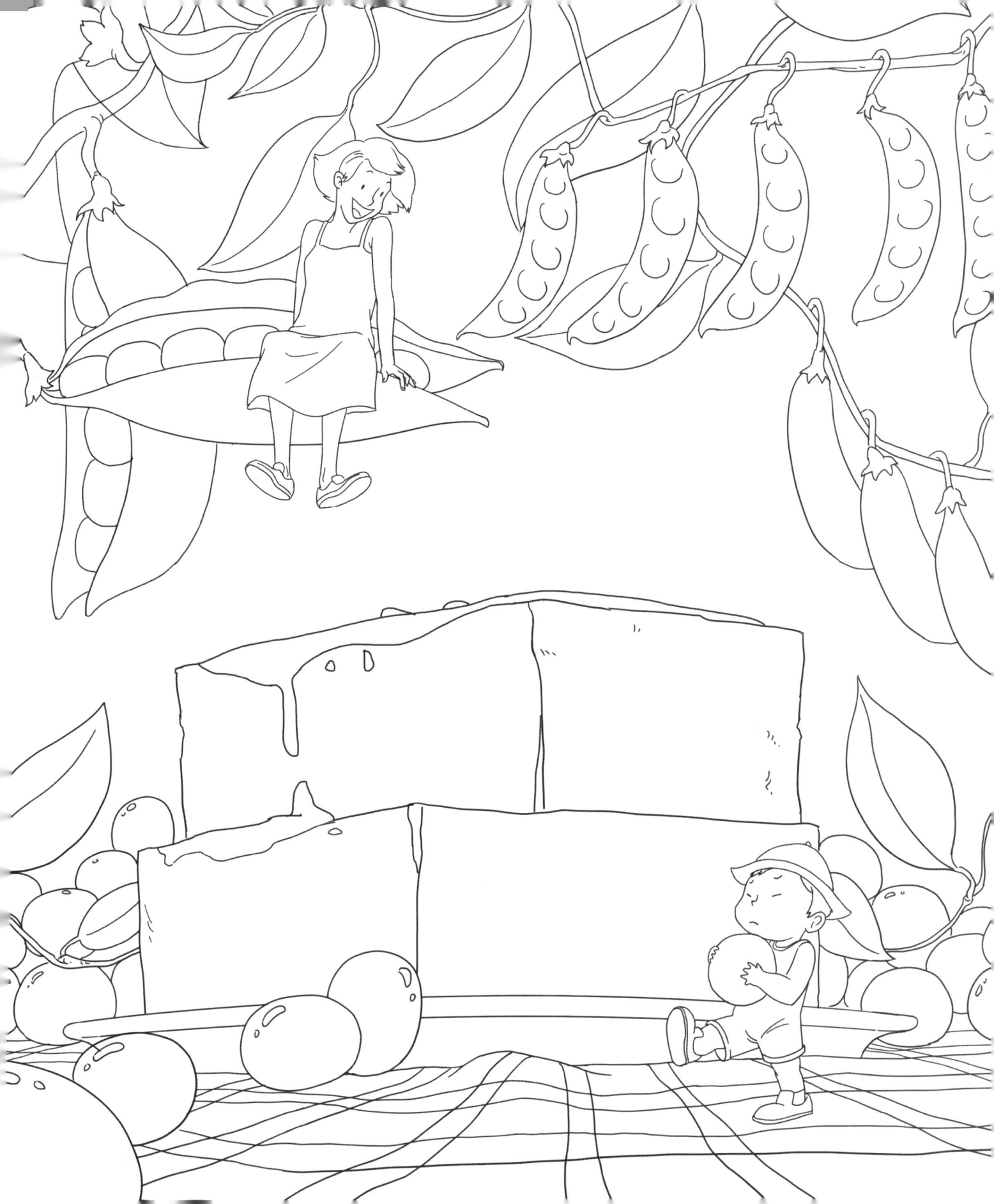

철분 가득 부드러운 달걀 채소 오믈렛

"철분과 칼슘이 풍부한 동글동글 달걀로 만든 부드럽고 촉촉한 오믈렛.
입 속에 한입 넣으면 엄마 마음도 아기 마음도 사르르 사르르."

엄마의 행복 편지

두근두근 예비 맘의 궁금증

임신 중 약물을 복용해도 되나요?

임신 중 약물 복용은 반드시 의사의 처방에 따라야 합니다. 임신 시기별로 약물이 태아에 미치는 영향이 다릅니다.
특히 임신 3~12주는 불가피한 상황이 아니라면 약물 복용을 무조건 금지하는 것이 좋습니다.
이 시기는 약물 때문에 태아에게 기형이 발행할 확률이 높고 자연 유산이 될 수 있는 위험성을 안고 있습니다.

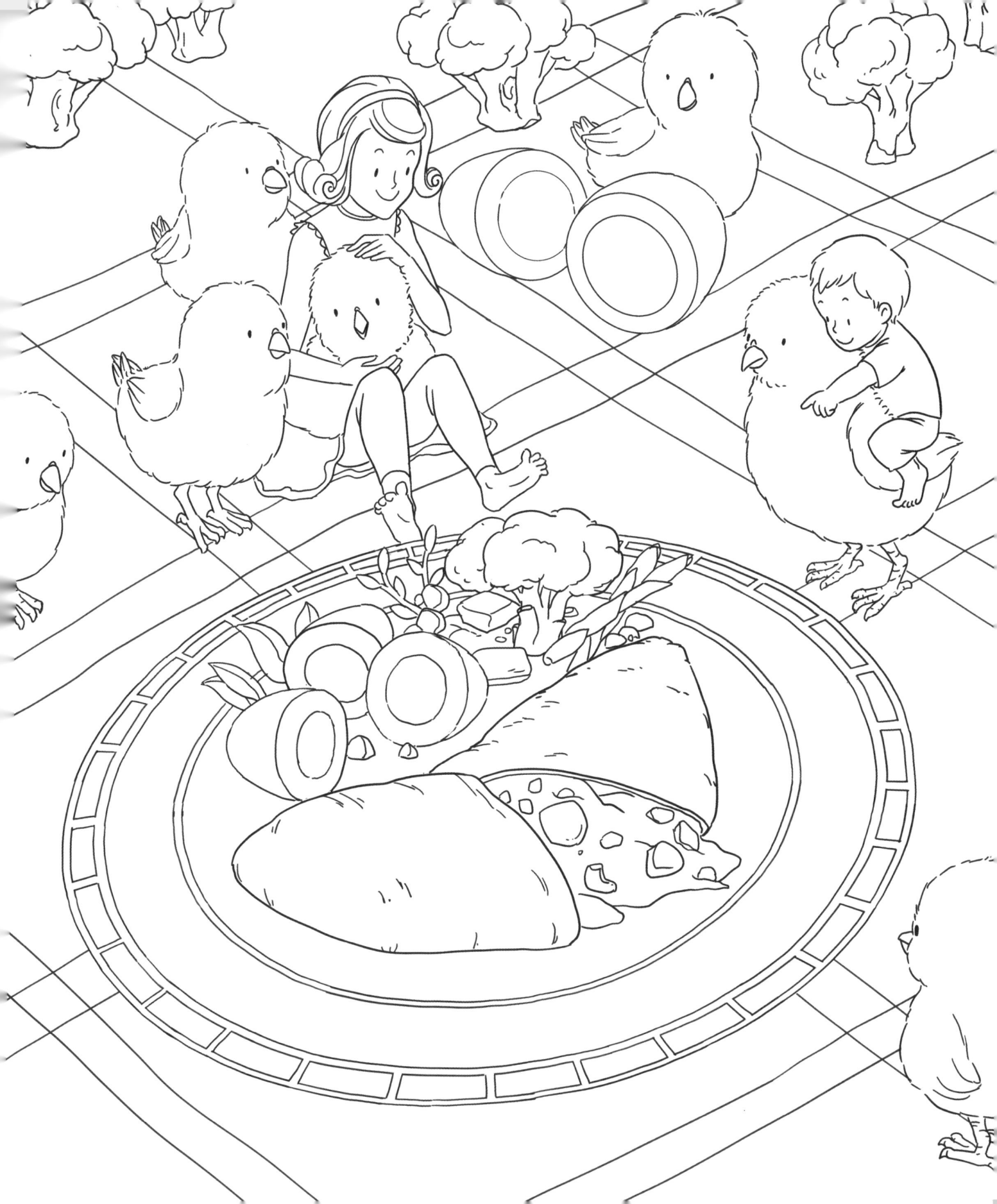

섬유질로 장을 튼튼하게 야채 단호박찜

"여러 가지 채소를 넣고 찐 야채 단호박찜은 섬유질이 풍부해 엄마의 장을 튼튼하게 해 주고 달콤하고 부드러운 맛은 태아와 엄마에게 최고의 요리!"

엄마의 행복 편지

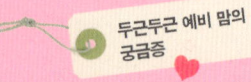

임산부에게 좋은 조리법이 있나요?

찜이나 구이, 볶음 등은 소금을 적게 넣거나 전혀 안 넣어도 먹기에 부담이 없는 조리법입니다. 임신 중에 짜게 먹으면 엄마에게도 좋지 않지만 태아는 물론 아기가 태어나 성장하는 데도 영향을 줄 수 있습니다. 때문에 임신 중에는 싱겁게 먹는 습관이 특히 중요합니다.

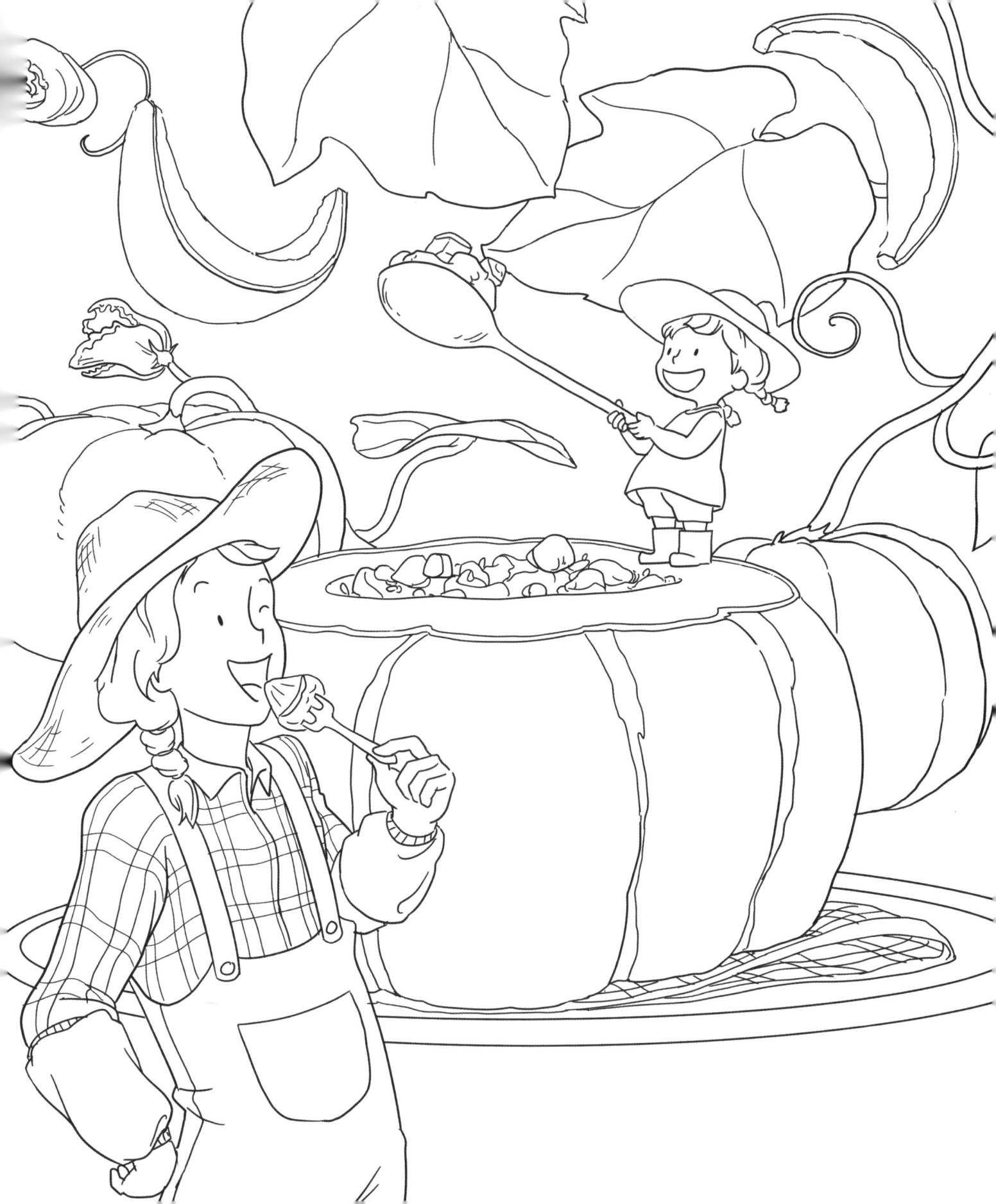

우리 아기를 위한 이유식, 쇠고기 시금치죽

"사랑스러운 내 아기를 위해 엄마는 정성과 사랑이 가득한 이유식을 만듭니다.
아가야, 많이 먹고 쑥쑥 건강하게 자라렴."

엄마의 행복 편지

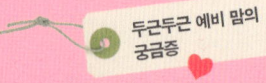

입덧을 가라앉히는 방법이 있나요?

입덧은 공복일 때 더 심하게 나타납니다. 입덧 때문에 음식을 먹지 못하면 입덧이 더 심해지는 악순환이 반복되어 점점 힘들어지게 됩니다. 입덧이 심할 때는 가벼운 토스트나 비스킷 등과 따뜻한 우유를 곁들여 마시면 효과가 있습니다. 조금씩 자주 먹는 습관을 기르고, 속이 메스꺼울 때는 차가운 아이스크림을 먹는 것도 좋습니다.

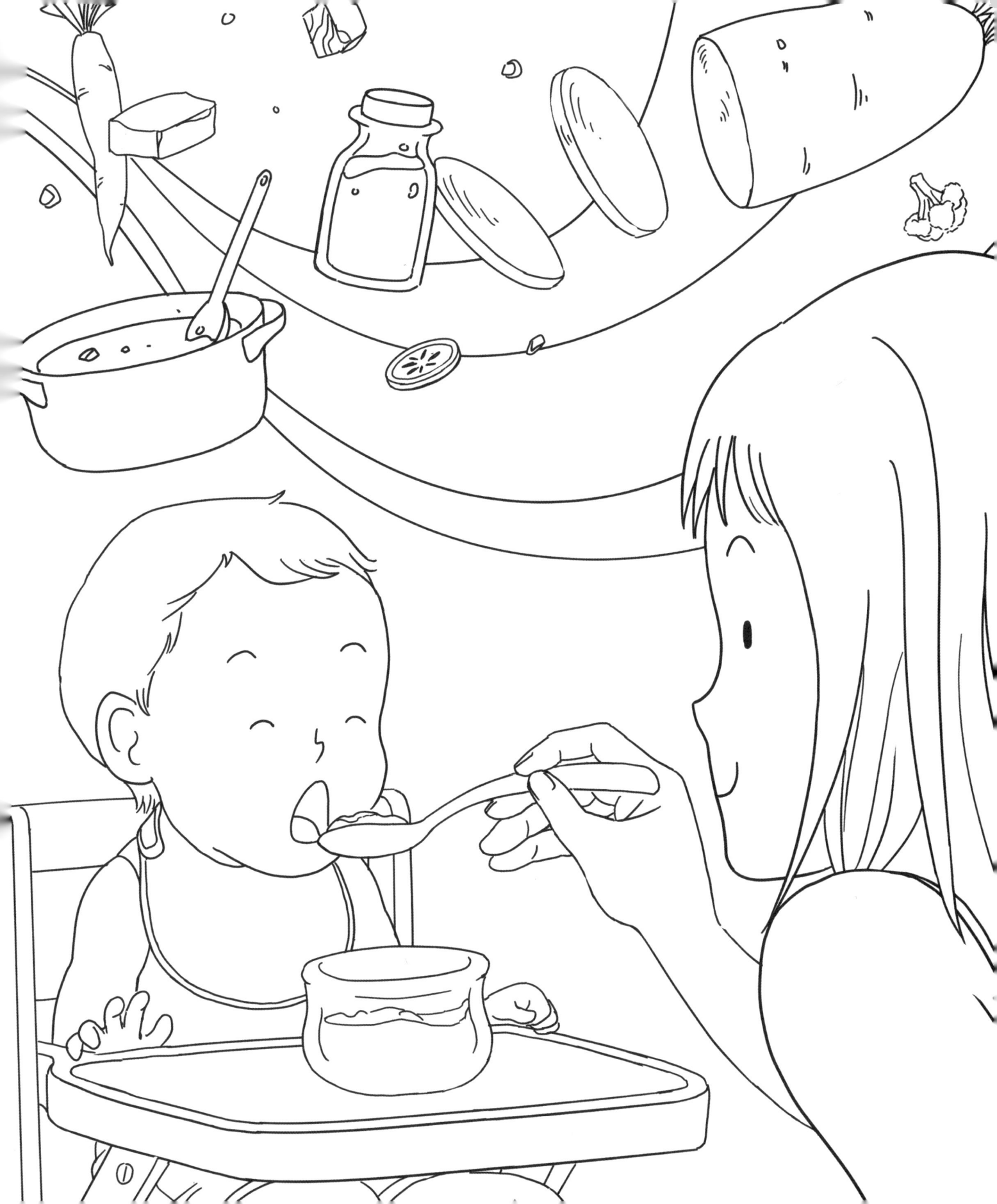

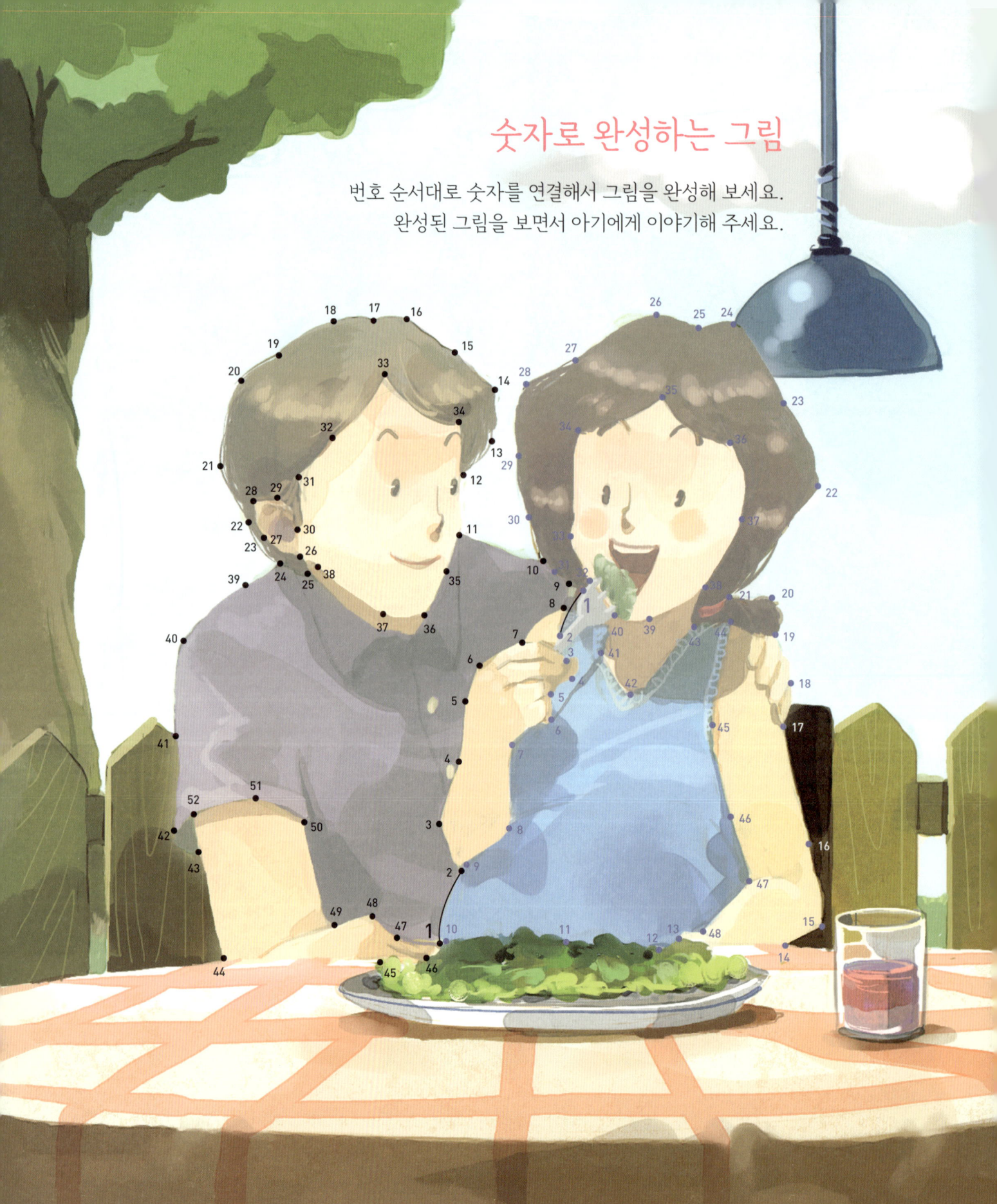

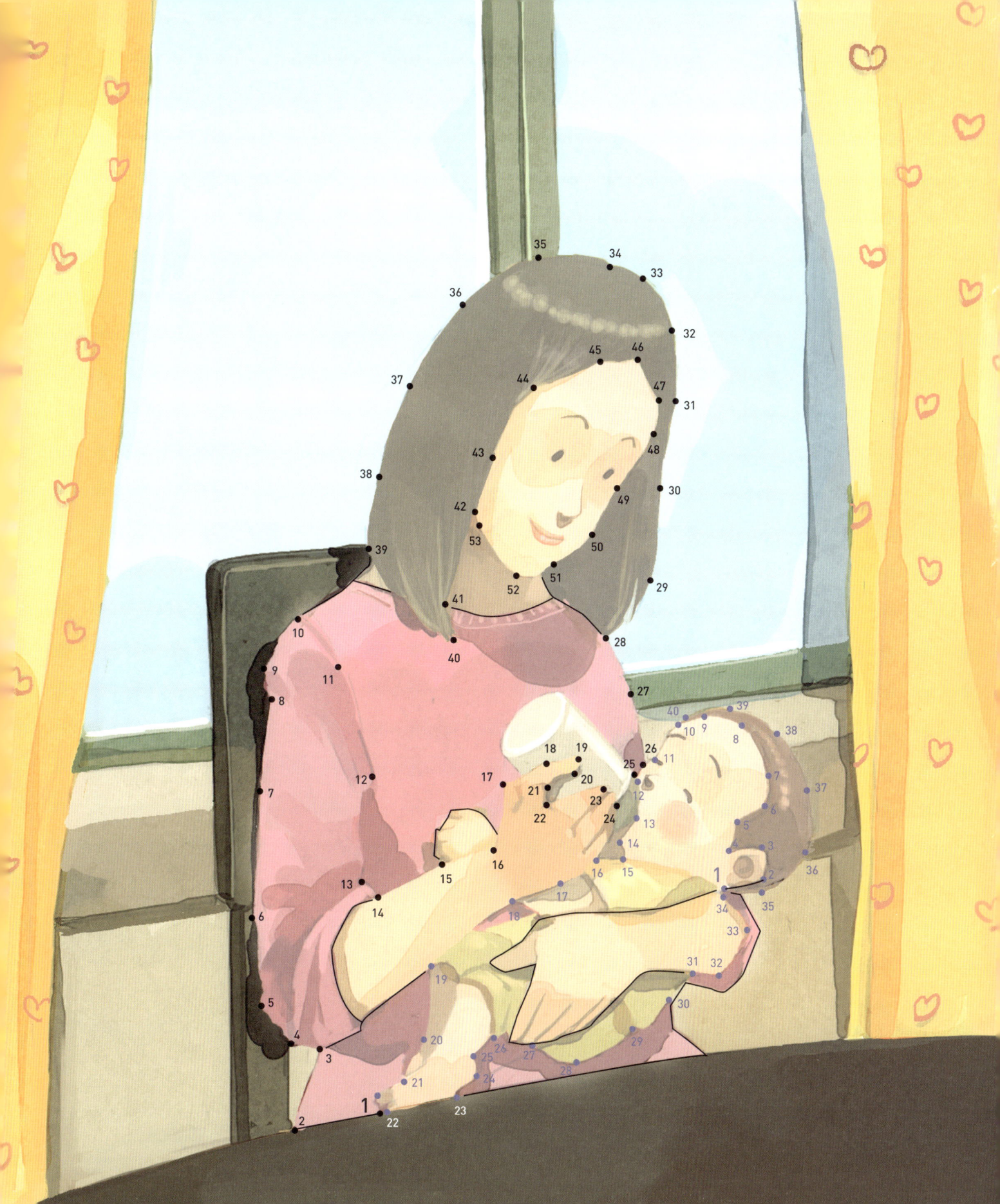

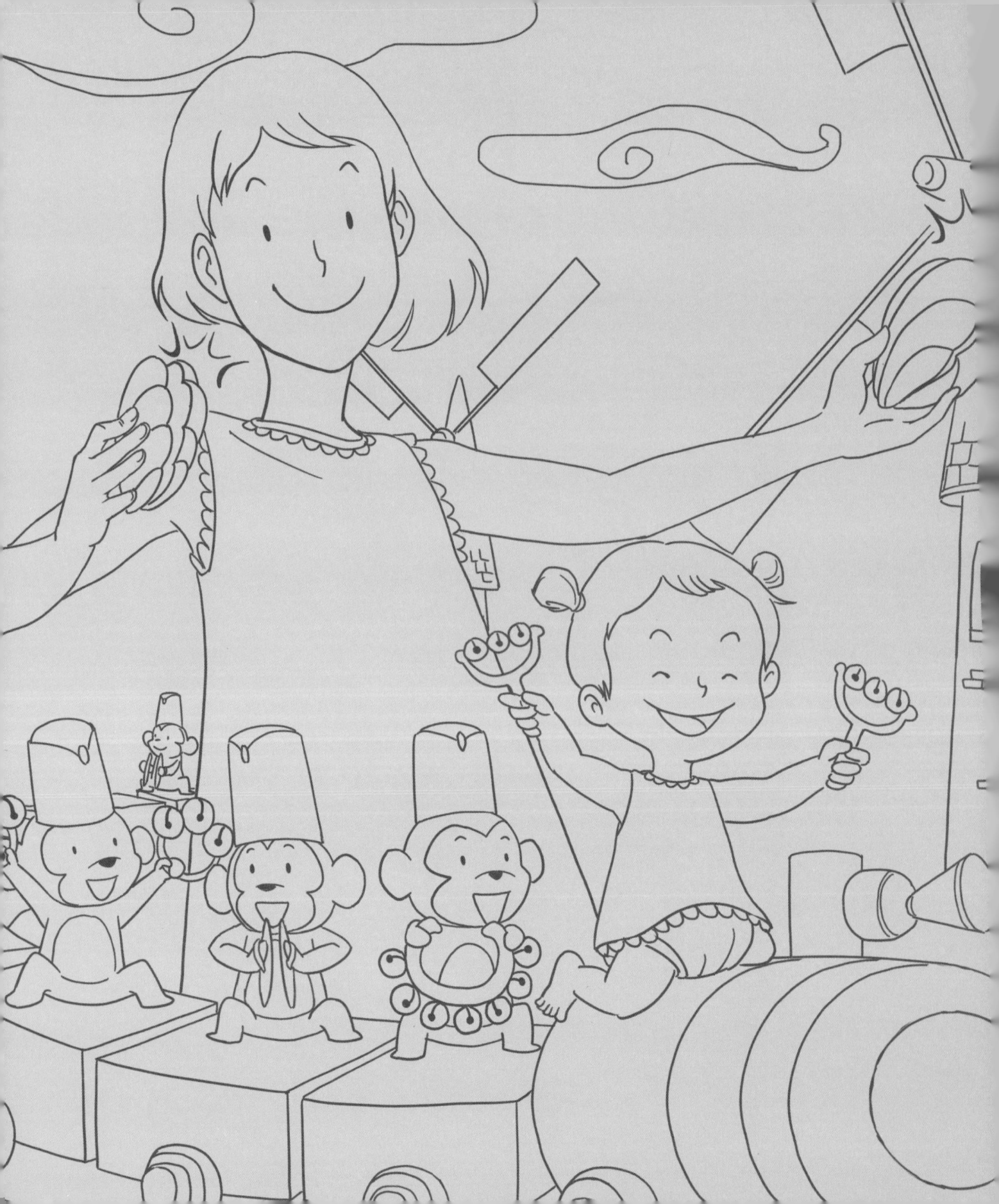

제 4 장

청각
태교

아름다운 소리를 들어요

: 태아는 부드럽고 온화한 목소리와 편안함을 주는 아름다운 소리에 안정감을 느낍니다.
엄마가 기분 좋게 느끼는 소리는 태아도 기분 좋게 느낍니다.

평화로운 새들의 노랫소리

"평화로운 새들의 노랫소리에 가만히 귀를 기울여 보세요.
새들의 평화로운 노랫소리에 맞춰 엄마도 아기도 함께 노래 불러요."

엄마의 행복 편지

두근두근 예비 맘의 궁금증

임신 우울증을 이겨 내는 방법이 있나요?

임신 중에는 별다른 이유 없이 우울해지기도 합니다. 임산부의 60~80퍼센트가 겪는 임신 및 산후 우울증은 호르몬과 신진대사의 변화에 따른 현상입니다. 이런 우울 증상이 올 때는 마음의 균형을 유지하고 아기의 모습을 상상하며 즐거운 대화를 나누거나 가족과 자신의 감정에 대해 대화를 나누는 것이 좋습니다.

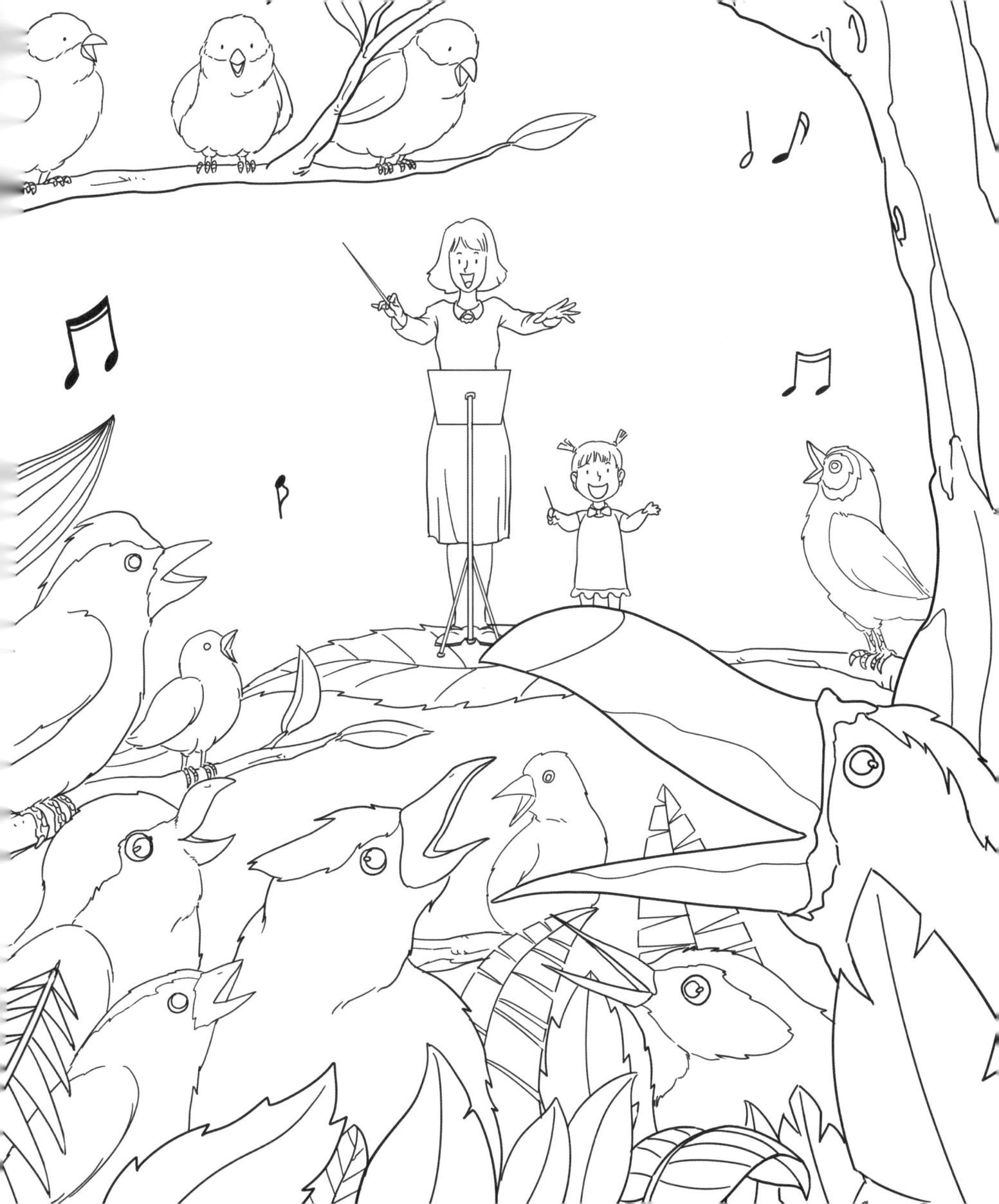

까르르 까르르 아기 웃음소리

"세상에서 가장 좋은 소리는 우리 아기 웃음소리, 세상에서 가장 행복한 소리는 우리 아기 웃음소리. 엄마가 웃으면 아기도 까르르 까르르."

엄마의 행복 편지

두근두근 예비 맘의 궁금증

태아는 아빠와 엄마가 하는 이야기를 듣나요?
아빠와 엄마가 배 속의 아기에게 이야기를 하는 태담 태교는 태아의 좌뇌와 우뇌를 고르게 발달시켜 지적 능력과 정서 발달에 큰 도움을 줍니다. 태아에게 이야기할 때는 다정하고 밝은 목소리로 사랑을 가득 담아 전하는 것이 좋습니다.

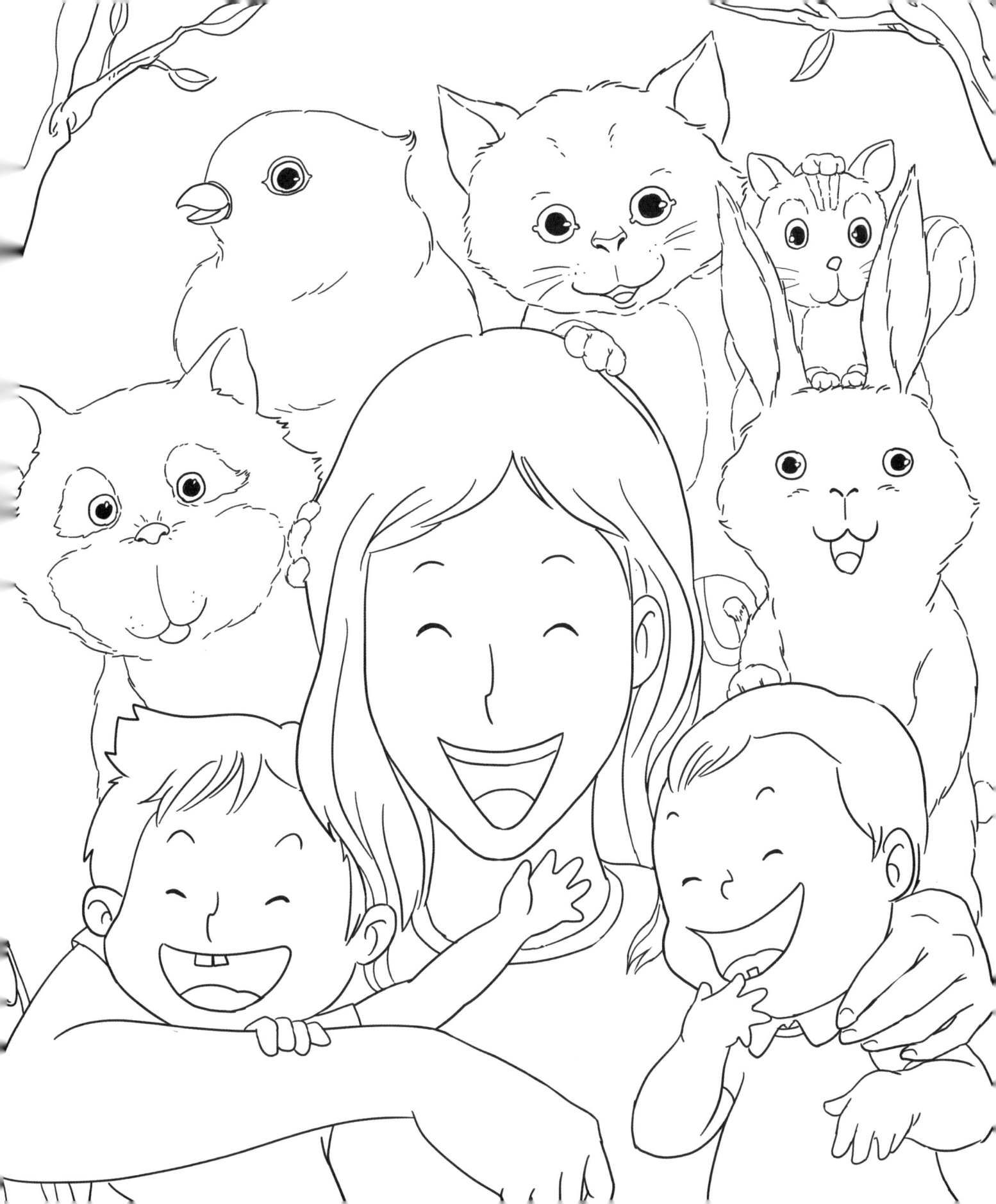

뚜두두둑 빗방울 떨어지는 소리

"빗방울 떨어지는 소리에 가만히 귀를 기울이면 뚜두두둑 또르르르.
촉촉한 빗소리처럼 마음도 촉촉하게 젖어드는 순간."

엄마의 행복 편지

두근두근 예비 맘의 궁금증

태아가 싫어하는 소리가 있나요?
임신 7개월 정도가 되면 태아는 좋아하는 소리와 싫어하는 소리를 분명하게 구분할 수 있습니다. 태아는 시끄러운 소음에 민감합니다. 예를 들어 오토바이 소리, 자동차 소리, 고함치는 소리, 싸우는 소리 등 불쾌하고 시끄러운 소리를 싫어합니다.

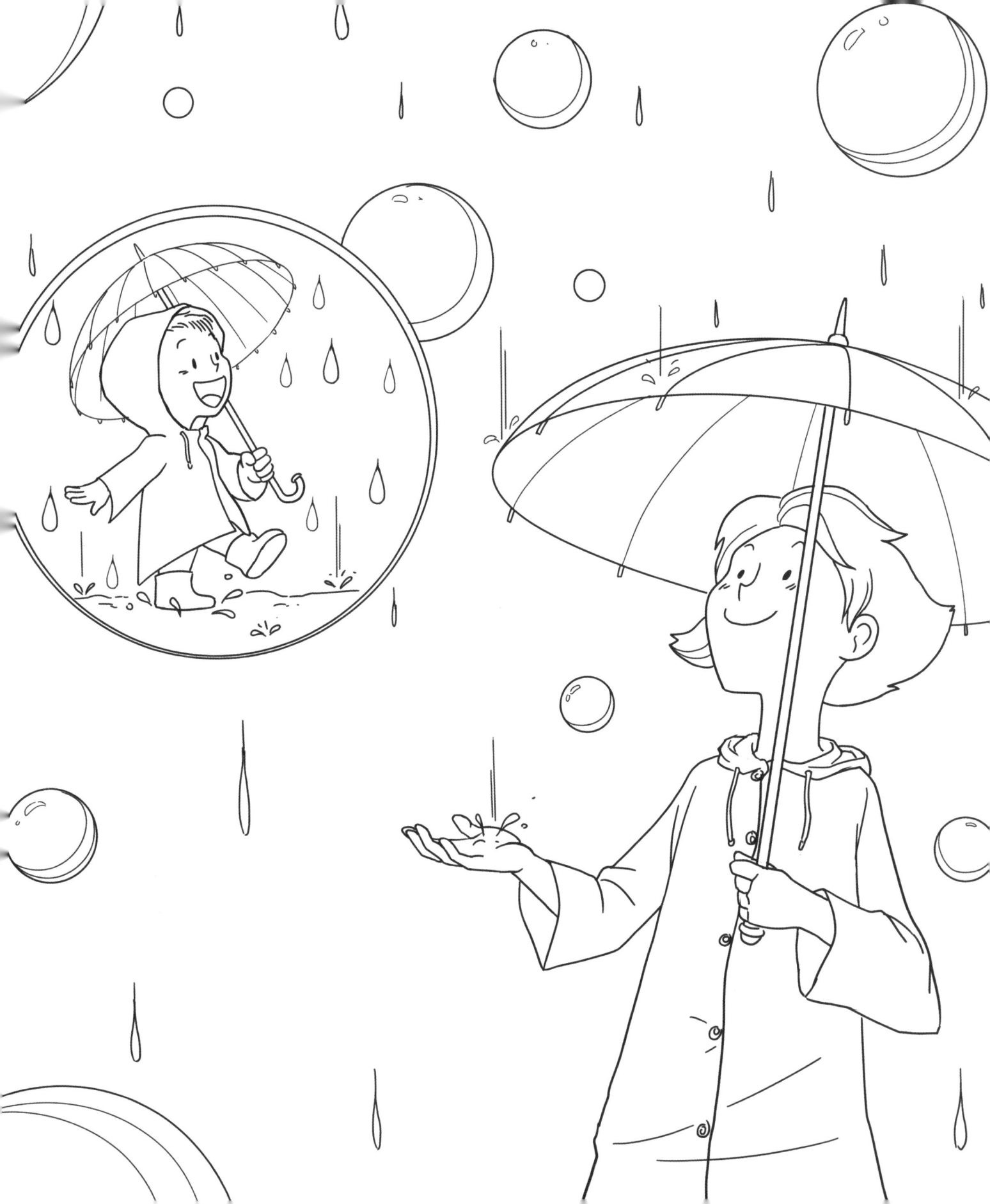

신나는 장난감 소리

"딸랑딸랑, 칙칙폭폭, 차르르차르르! 신나는 장난감 소리.
아기는 딸랑딸랑, 엄마도 함께 짤랑짤랑 우리 아기 잘한다."

엄마의 행복 편지

두근두근 예비 맘의 궁금증

태동을 느낄 때는 어떻게 하는 게 좋은가요?

임신 중기가 되면 엄마는 배 속의 태아가 꿈틀거리며 움직이는 것을 느끼게 됩니다.
이런 태동이 올 때마다 배에 손을 얹고 아기에게 다정하게 말을 걸어 봅니다.
이 시기의 태아는 음감을 느끼기 시작하고 차분하고 기분 좋은 소리에 반응합니다.

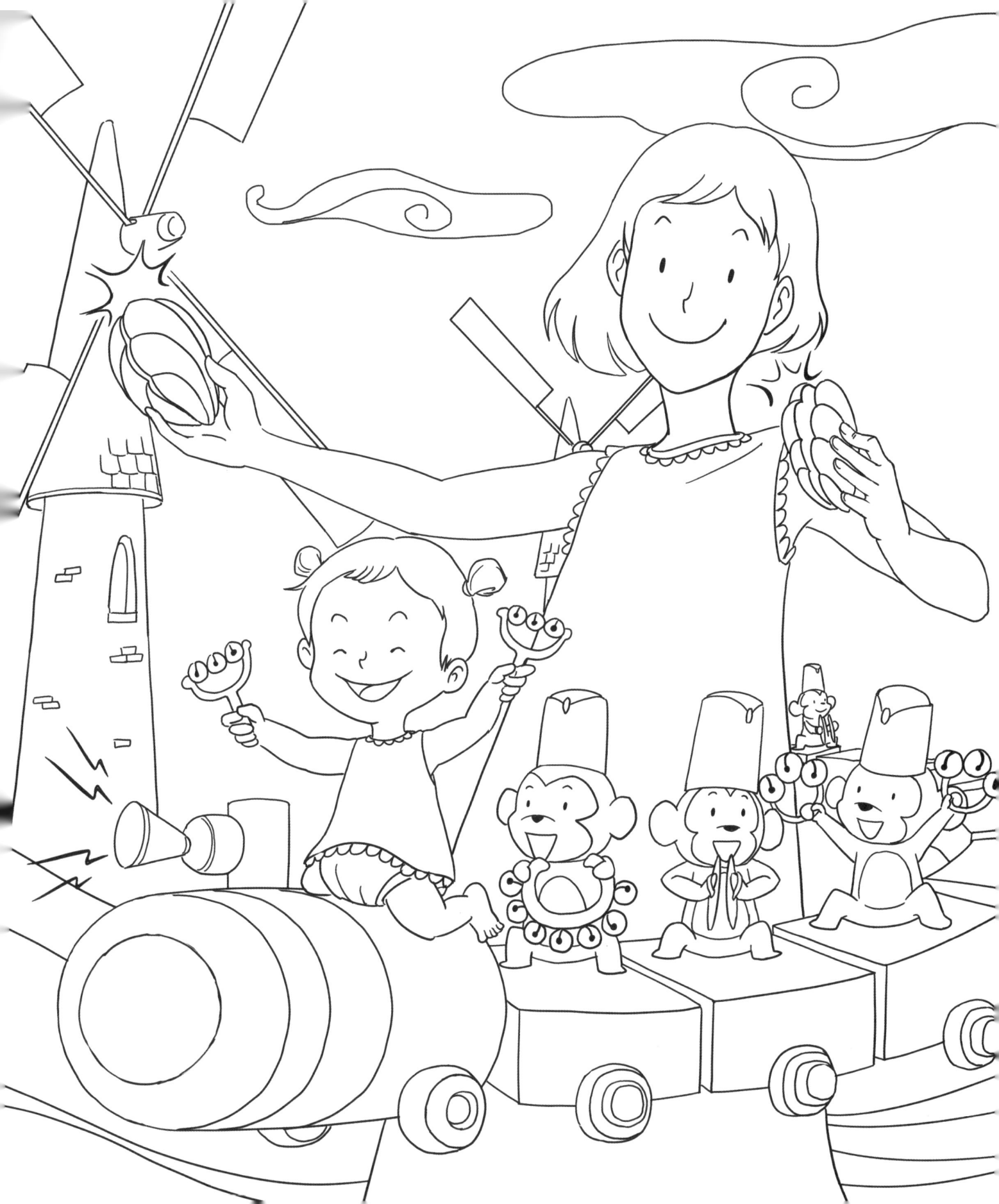

아름다운 악기 연주 소리

"다양한 악기가 연주하는 아름다운 소리를 느껴요. 악기가 가진 각각의
소리들이 하나되고 엄마와 아기도 함께 멋진 연주를!"

엄마의 행복 편지

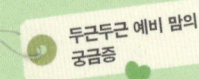

아기에게 특별히 좋은 태교 음악이 있나요?

음악은 임산부에게 정서적 안정감을 주고 태아의 감각 발달에도 많은 영향을 줍니다.
좋은 음악은 태아의 상상력과 창의력을 높여 주며 지능 개발에도 도움이 된다고 알려져 있습니다.
태교 음악은 엄마가 들었을 때 기분이 좋아지고 편안함을 느낄 수 있는 것이라면 무엇이든 좋습니다.

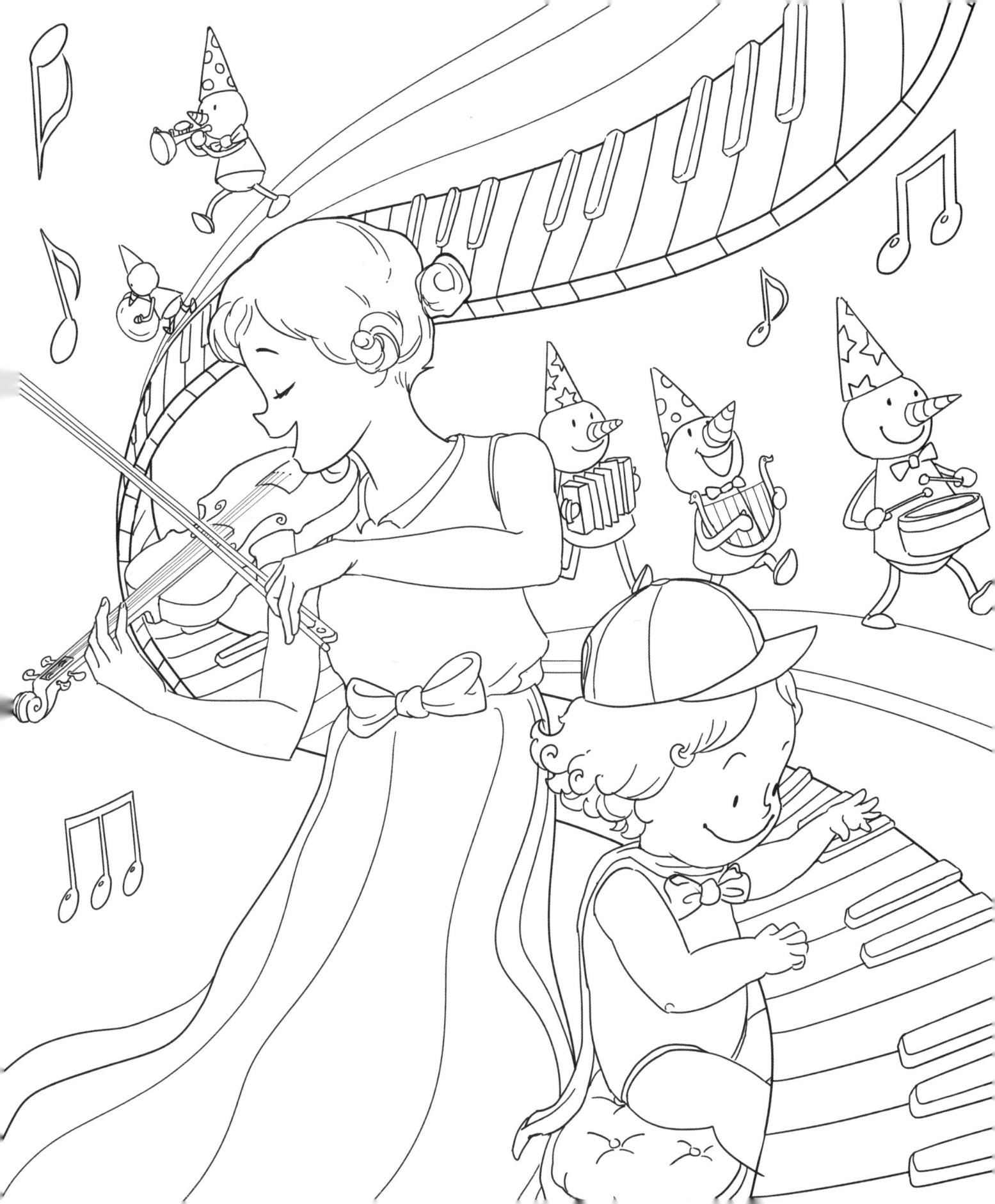

우리 아기를 위한 3분 태교 동화

그림을 보며 아기에게 들려줄 이야기를 만들어 보세요.
아기를 위한 나만의 태교 동화로 특별한 시간을 만드세요.

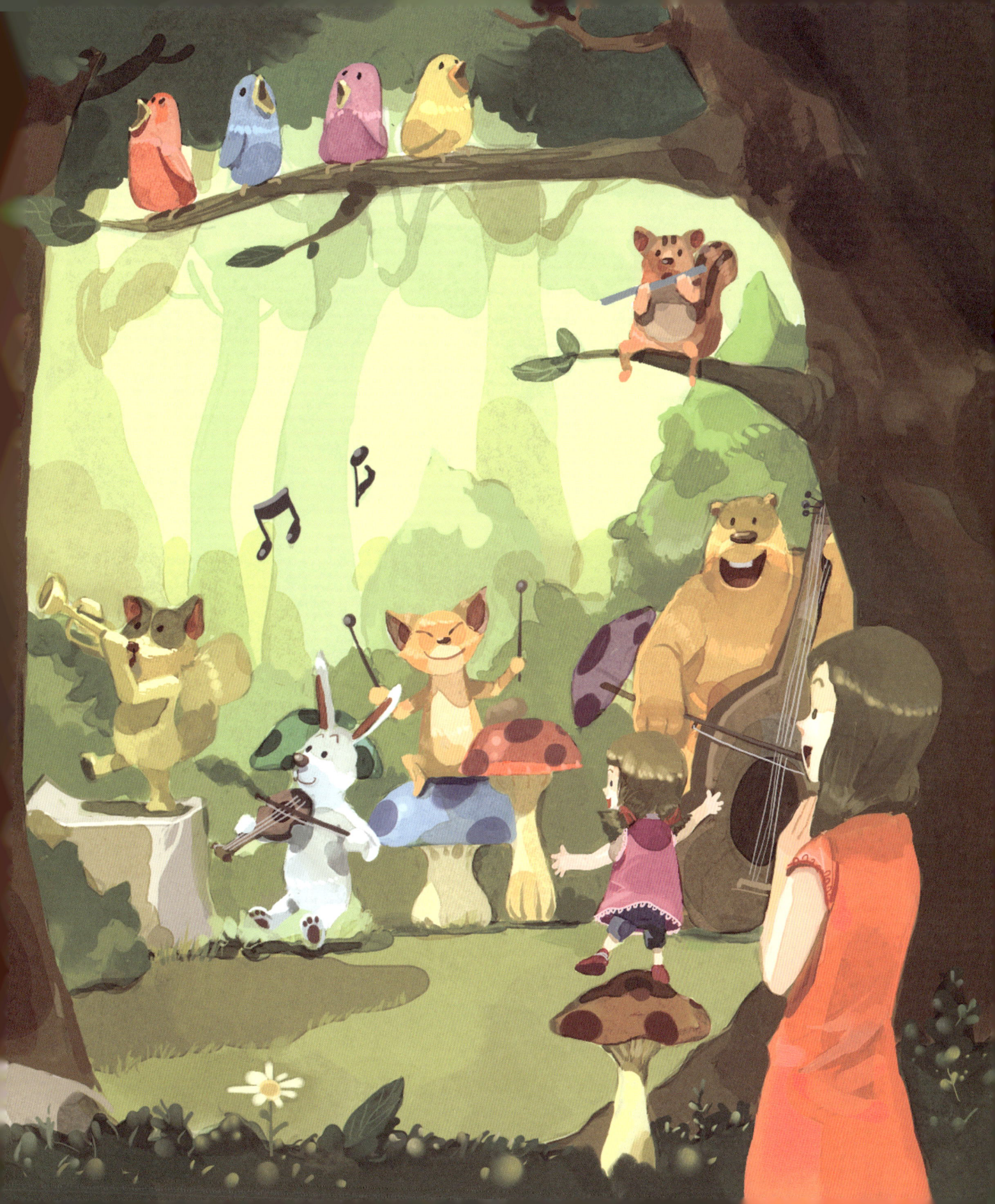

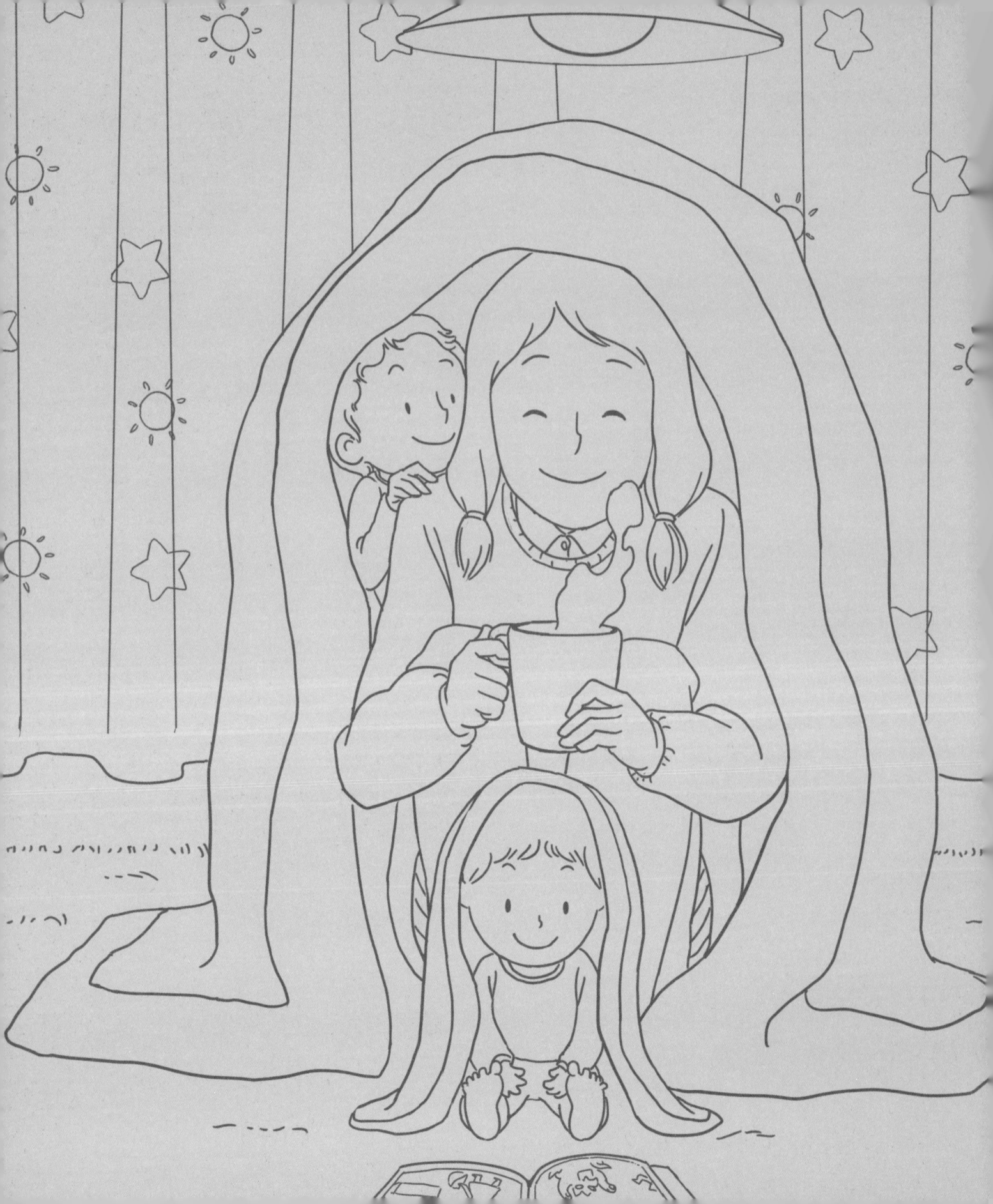

제5장 촉각 태교

기분 좋은 촉감을 느껴요

: 촉감으로 전해지는 다양한 감정을 느끼고 기분 좋은 촉감을 태아에게도 전해 주세요.
엄마가 행복하면 태아도 행복합니다.

엄마 손과 아기 손이 만나면

"작고 포동포동한 아기 손이 따뜻하고 부드러운 엄마 손을 만나면 손에서 손으로 전해지는 행복한 마음. 서로의 눈을 바라보면 저절로 얼굴 가득 번지는 미소."

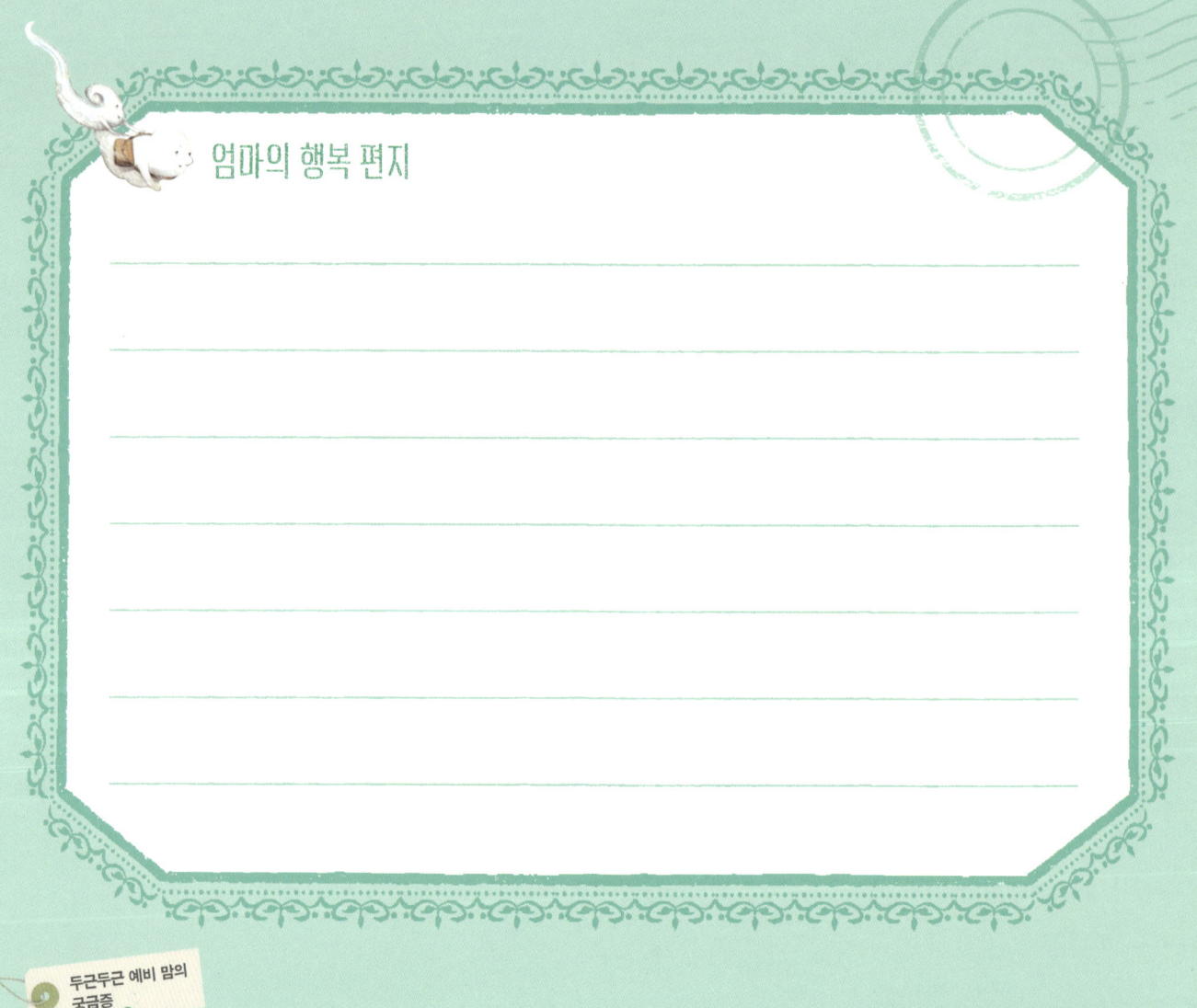

엄마의 행복 편지

두근두근 예비 맘의 궁금증

태아는 언제부터 피부 감각을 느끼나요?

피부 감각은 임신 8주부터 조금씩 생기기 시작해 12주 경에는 어른과 마찬가지로 발달하게 됩니다. 태아에게 피부에 자극을 주는 것은 뇌를 자극하는 것과 마찬가지일 정도로 매우 중요합니다. 태아가 손과 발 등 몸을 자유롭게 움직일수록 피부를 자극함으로써 뇌 발달에 좋은 영향을 줍니다.

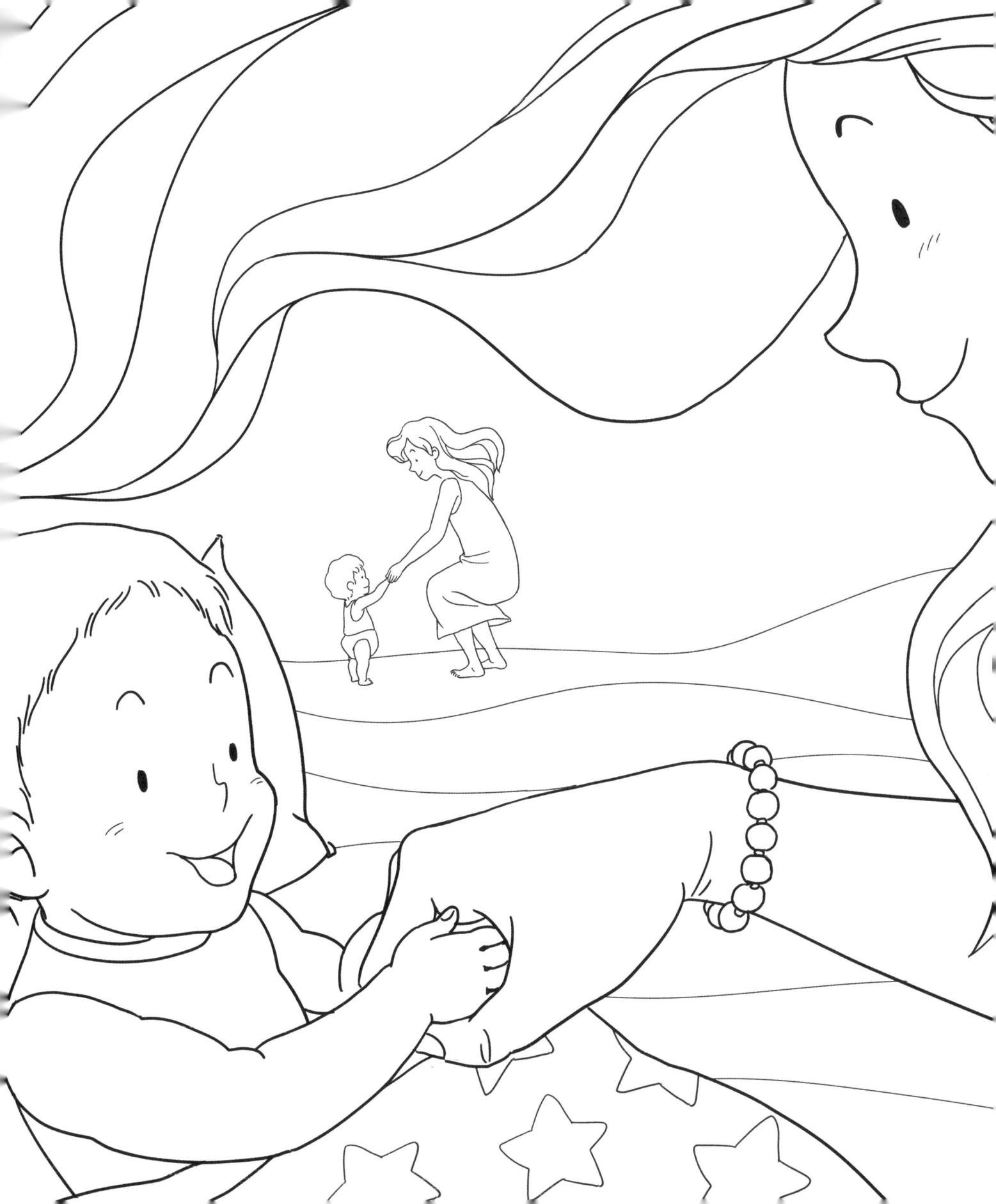

모두 모여라, 따뜻한 엄마 품

"세상에서 가장 따뜻한 엄마 품으로 쏘옥 들어와 서로의 체온으로 나눠요.
서로의 따뜻한 온기로 몸과 맘이 편안해지는 행복한 순간."

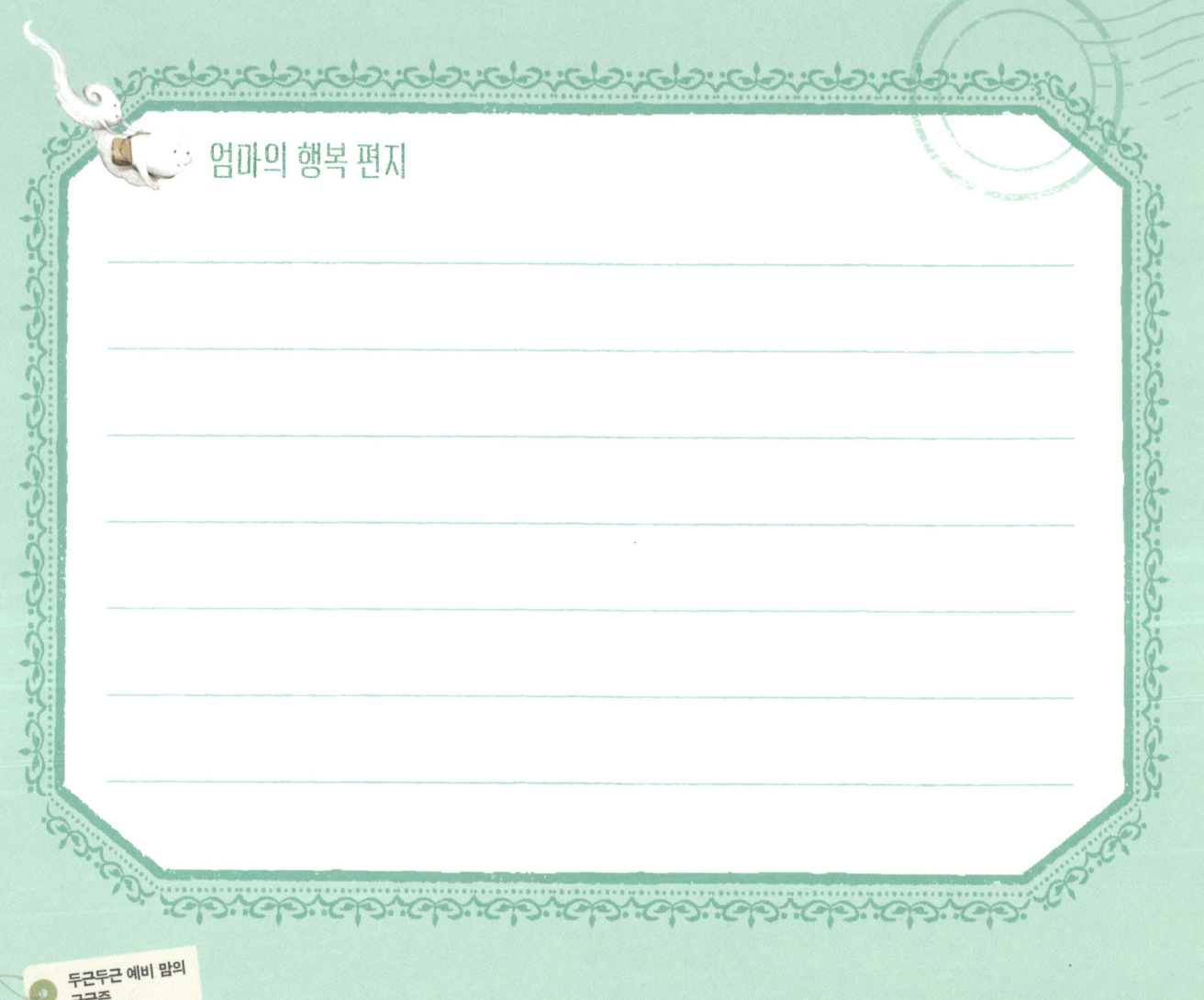

엄마의 행복 편지

두근두근 예비 맘의 궁금증

알레르기를 예방하는 태교 방법이 있나요?

엄마나 아빠가 알레르기 체질인 경우에는 아기도 유전적인 영향을 받을 확률이 매우 큽니다. 임신 기간 동안에는 음식을 주의해서 먹는 것이 무엇보다 중요합니다. 평소 알레르기 반응을 보이는 음식을 피하고 자극적인 인스턴트 음식도 피합니다. 그리고 피부에 자극을 주지 않는 것도 중요합니다.

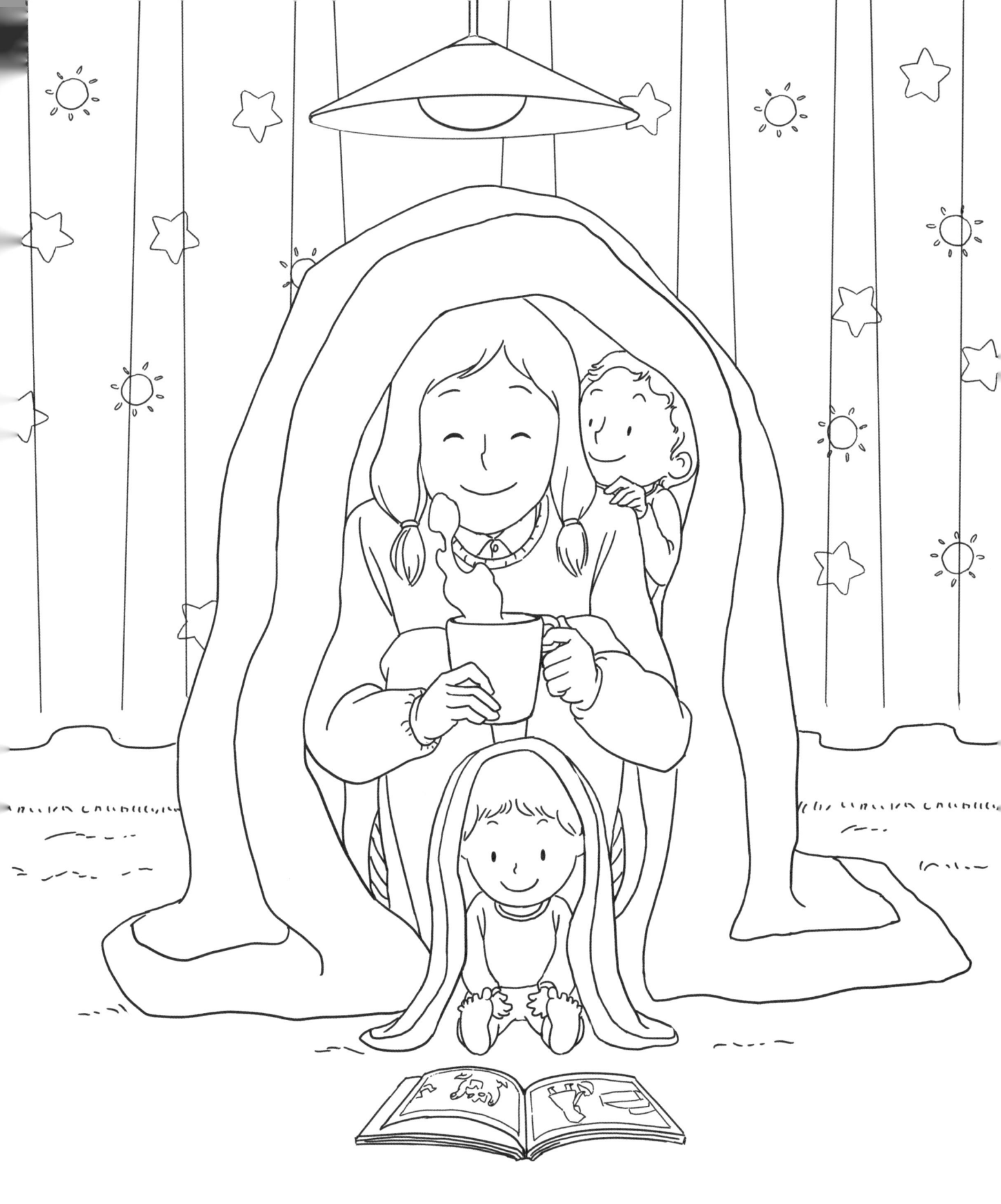

부드러운 아기 볼에 부비부비

"아가야, 너의 부드러운 볼을 맞대고 너의 부드러운 머리칼을 만지고 있으면
엄마는 세상에서 가장 행복한 사람이 된단다."

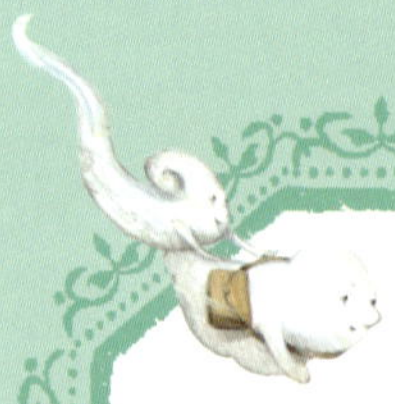

엄마의 행복 편지

두근두근 예비 맘의 궁금증

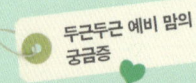

임신 중 튼살을 예방하는 방법이 있나요?

튼살은 한 번 생기면 완전히 없애기 어렵기 때문에 미리 예방을 하는 것이 중요합니다. 보통 임신 7개월 무렵부터 살이 트기 시작하는데 살이 트면 피부가 가렵고 붉은 선이 생기면서 울퉁불퉁해지기도 합니다. 튼살 크림을 꾸준히 발라 미리 보습 관리를 해 주는 게 좋습니다.

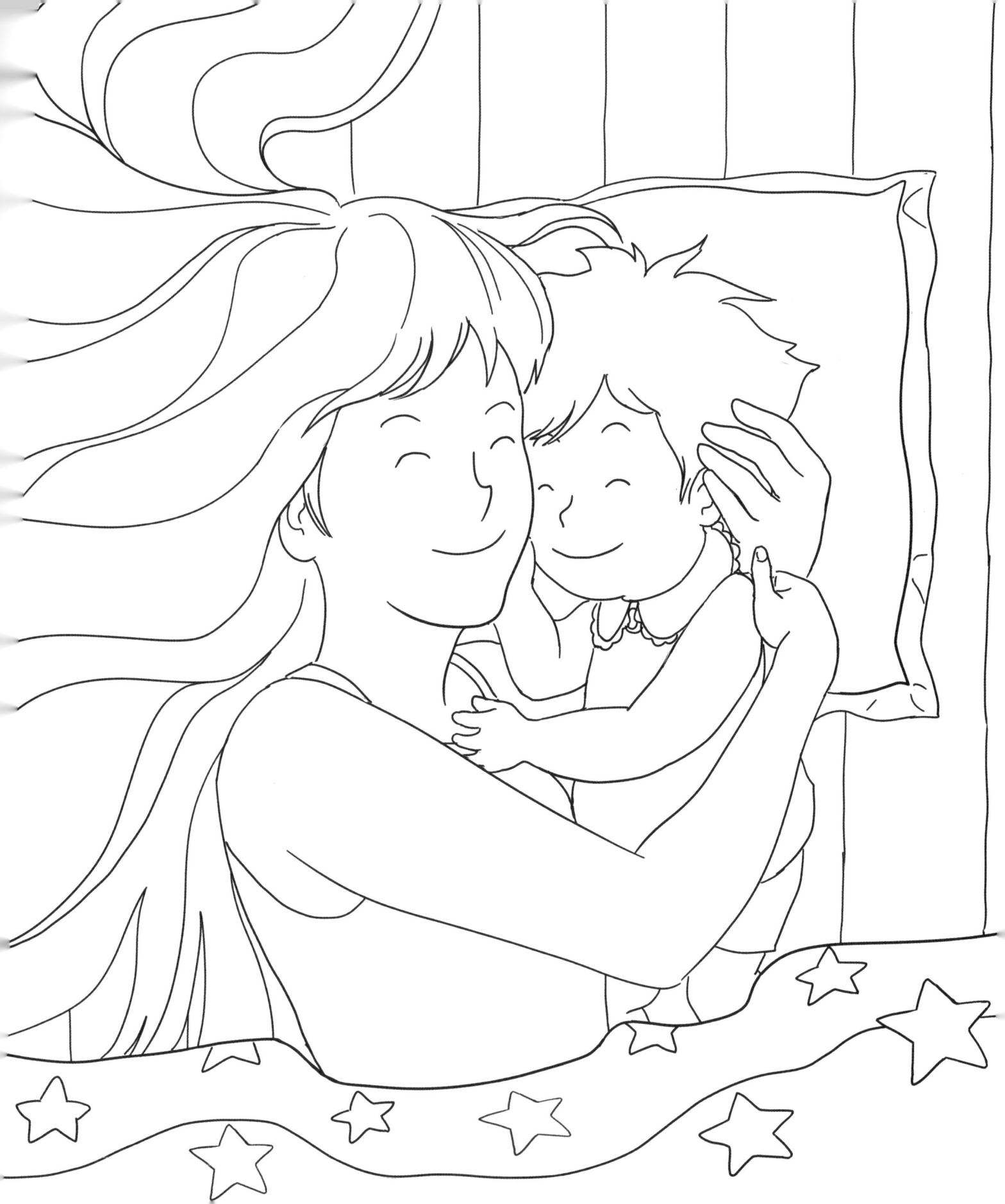

안녕? 폭신폭신 곰돌아!

"우리 아기 폭신폭신 곰돌이와 친구가 되었네. 둘이 꼭 껴안고 있는 모습을
바라보다가 포근포근 침대에서 엄마도 사르르 잠이 드네."

엄마의 행복 편지

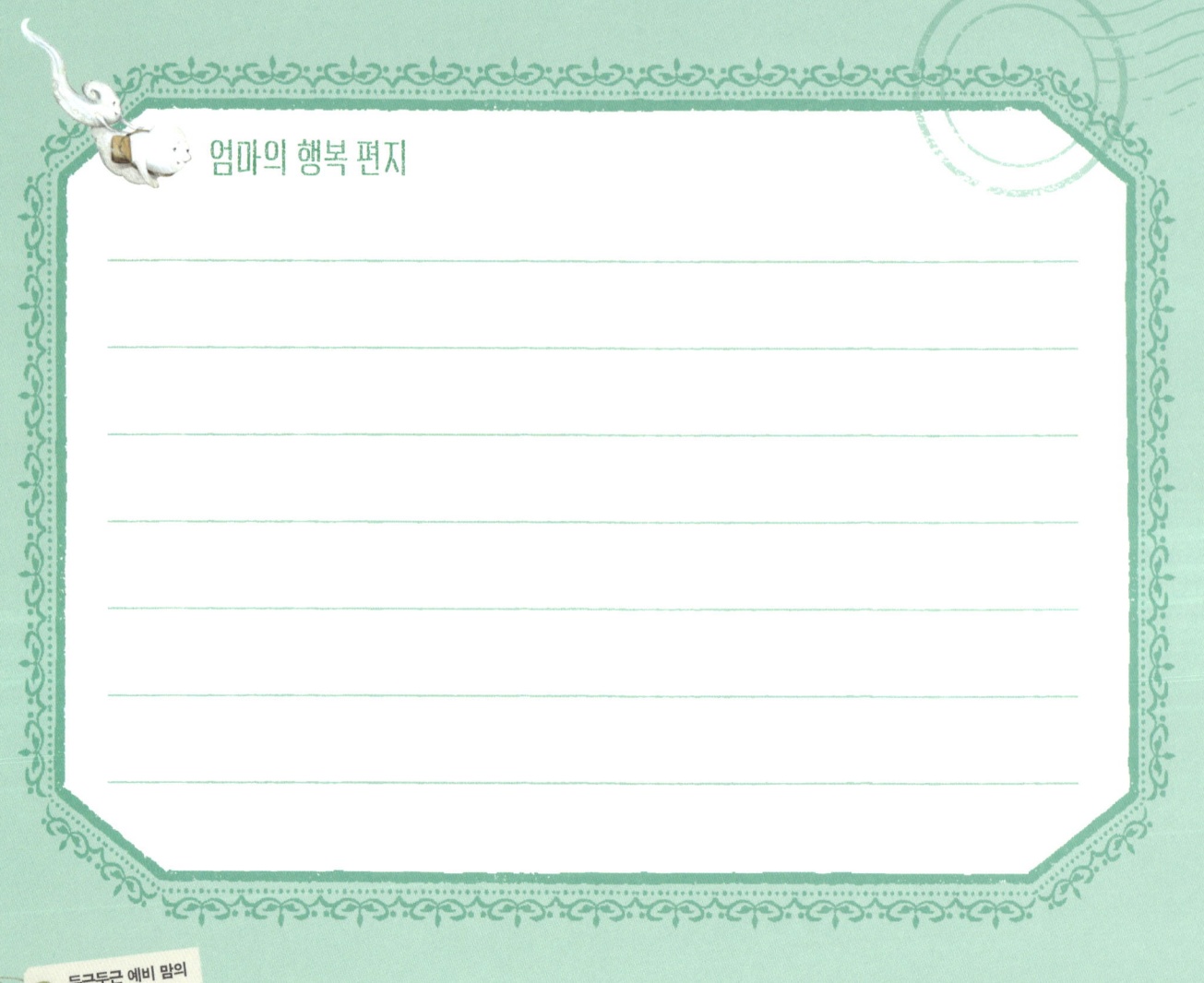

두근두근 예비 맘의 궁금증

부종을 이기는 똑똑한 관리법이 있나요?

임신 중 부종은 혈액 순환이 원활하지 못하고 정맥을 압박해서 몸이 퉁퉁 붓게 되는 것입니다. 특히 다리와 발 등 하체에 많이 생기는데 배가 부르면서 하체에 가해지는 압력이 크기 때문입니다. 꾸준한 족욕과 적당한 운동, 그리고 임신 7개월부터는 발마사지도 도움이 됩니다. 부종이 심할 때는 발을 높이 두고 휴식을 취하는 것이 좋습니다.

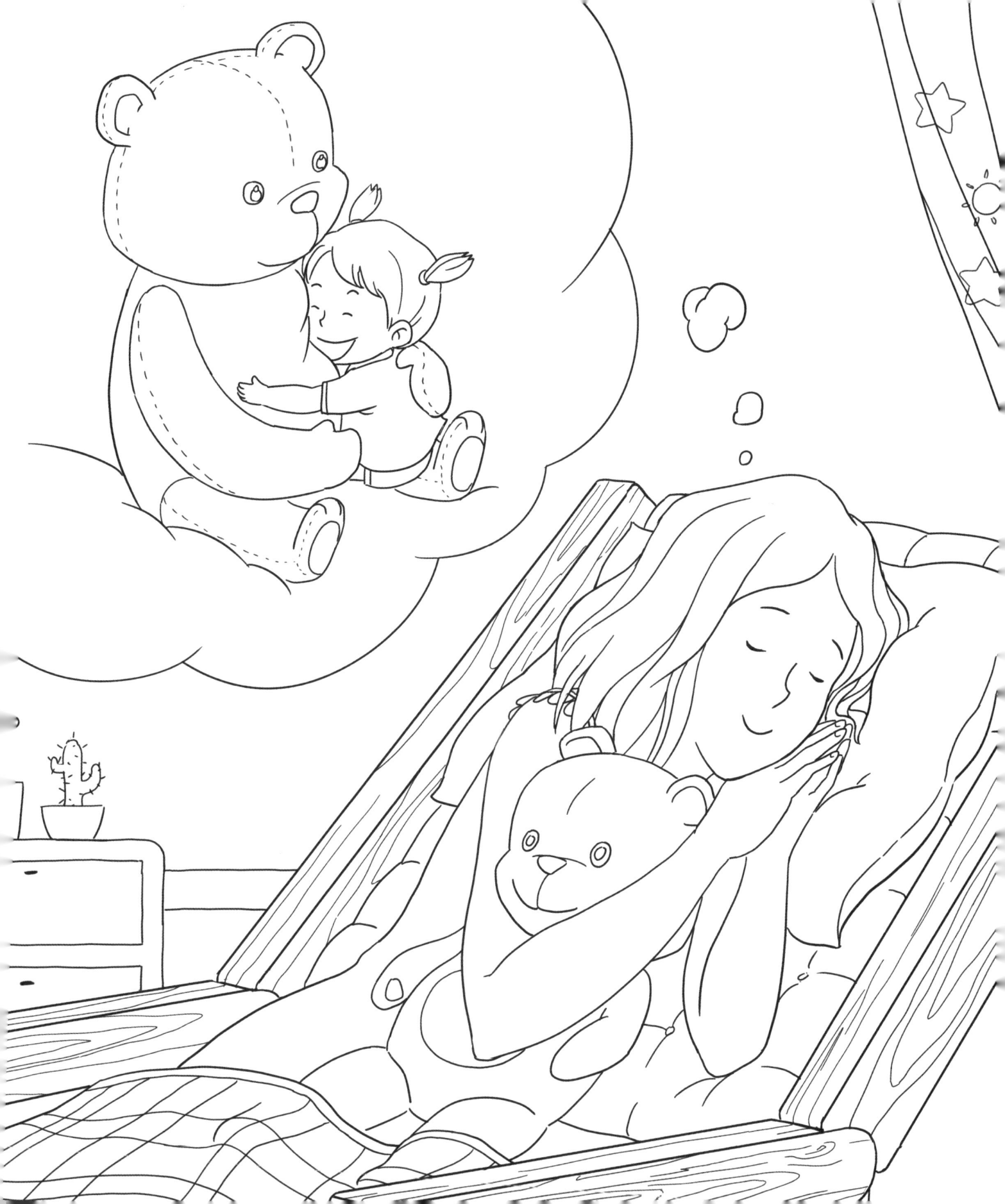

뽀송뽀송 신나는 솜구름 놀이

"뽀송뽀송 솜구름 타고 하늘로 둥실둥실 떠올라요.
아기도 높이높이 둥실! 엄마도 아기 따라 두 팔 들고 두둥실!"

엄마의 행복 편지

두근두근 예비 맘의 궁금증

임신 중 운동을 하는 것이 좋나요?

임신 중에 적당한 운동은 건강에 도움이 됩니다. 단, 운동은 임신 초기보다는 중기가 적당합니다. 꾸준한 운동은 임신성 당뇨를 예방할 수 있고 체중 조절에도 좋습니다. 임신 전보다는 운동의 강도를 약하게 하고 조금씩 자주 하는 것이 좋습니다.

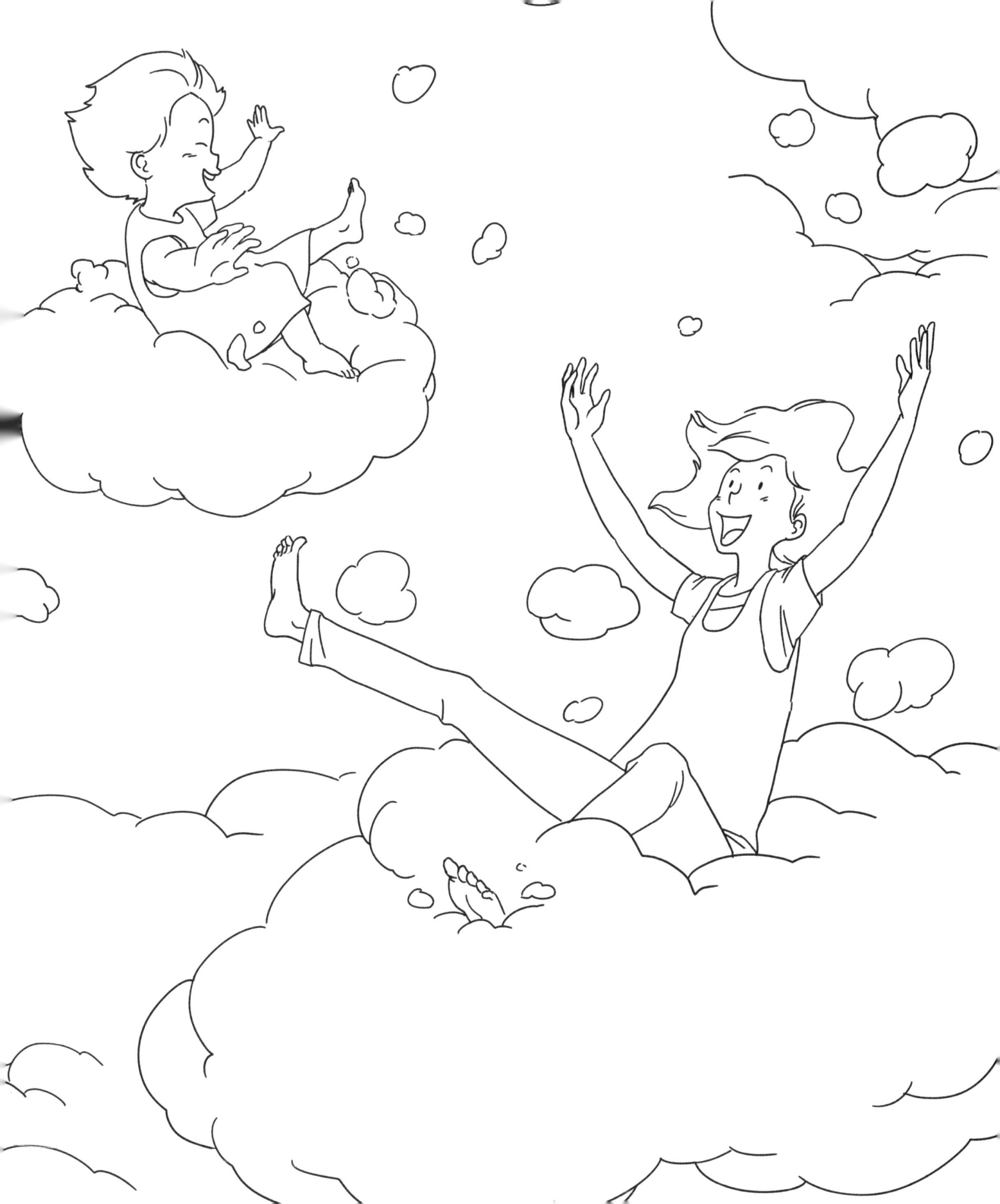

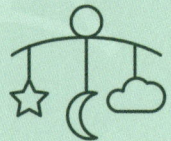 ## 우리 아기 모빌 만들기

세상에 하나뿐인 모빌을 만들어 아기에게 선물해 주세요.

모빌 만드는 방법

재료: 수수깡 3개, 털실, 가위, 실(낚싯줄), 굵은 바늘(얇은 송곳), 접착제

❶ 그림들을 앞뒤로 예쁘게 색칠한 후 자르는 선을 따라 가위로 오려요.
❷ 구멍이 표시된 곳에 굵은 바늘이나 얇은 송곳으로 구멍을 내요.
❸ 구멍에 실을 넣어 묶고 그림을 길게 매달아 준비해요.
❹ 수수깡 3개를 각각 교차해서 붙이고 털실로 위쪽 가운데를 묶고 한 번 더 고정해요.
❺ 수수깡을 고정한 가운데 털실을 5~8cm 정도 남기고 고리를 만들어 묶어요.
❻ 실을 끼워 준비해 둔 그림들(❸번)을 수수깡 끝에 하나씩 묶으면 모빌 완성!

＊ 그림들이 한쪽으로 치우치지 않도록 균형 있게 다는 것이 중요해요.
이 방법 외에도 다양한 아이디어와 방법으로 모빌을 완성해 보세요.

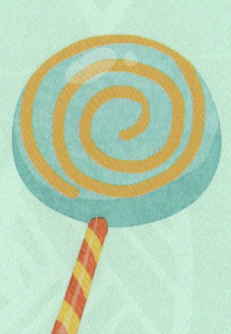
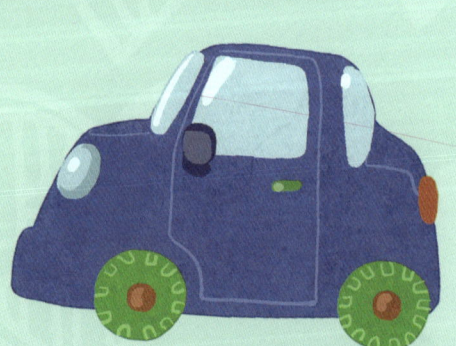

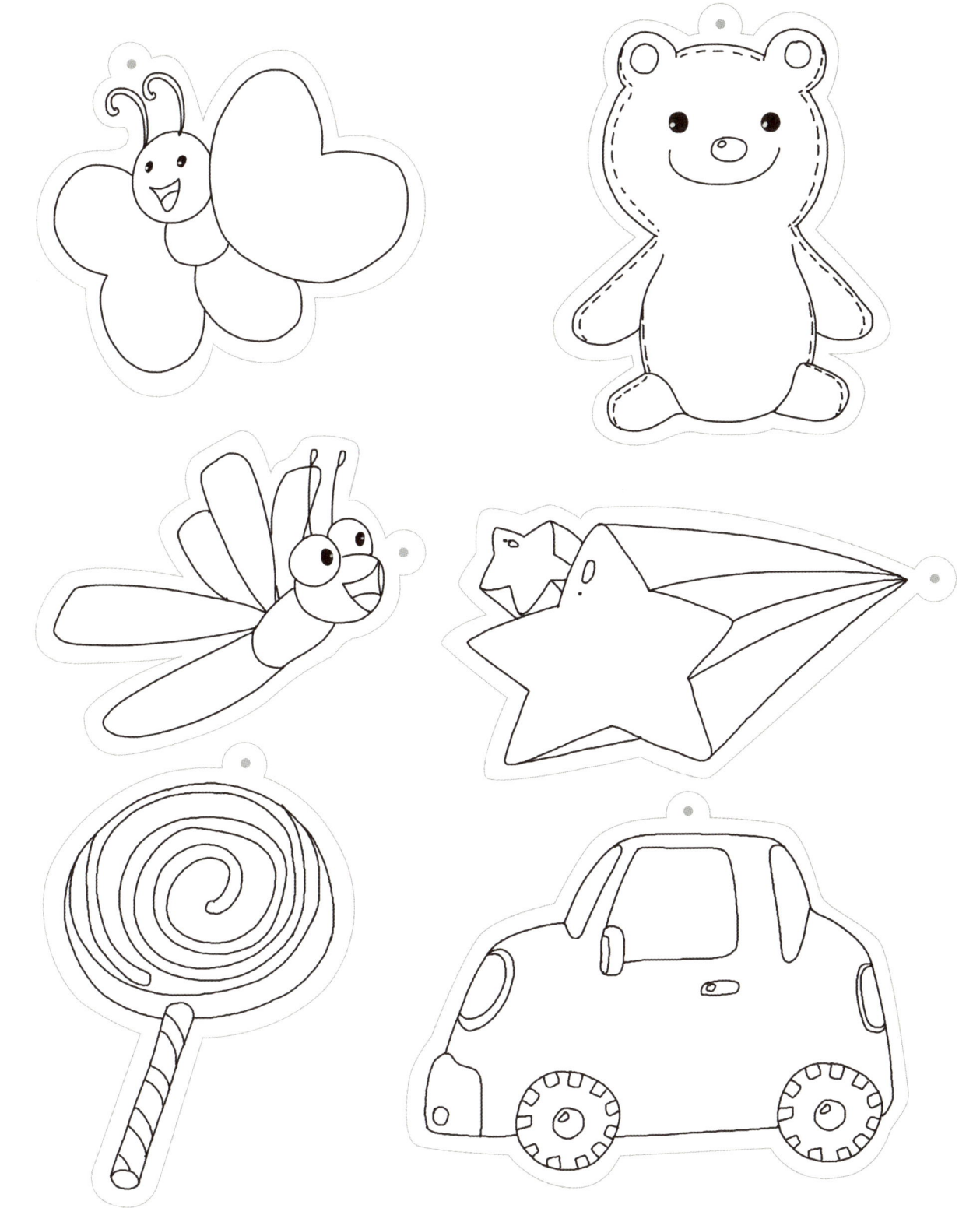

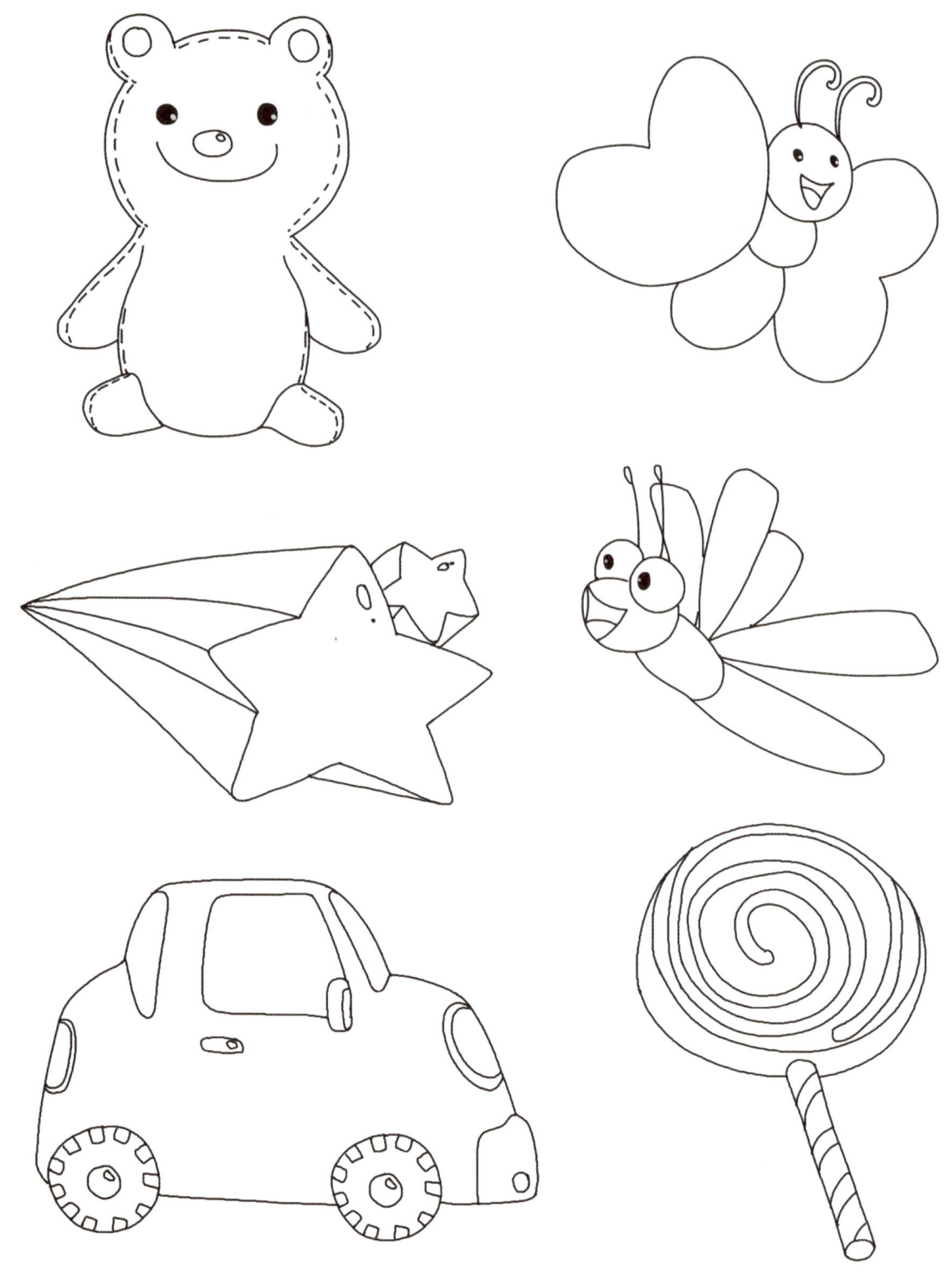

철분 가득 부드러운 달걀로 만든 채소 오믈렛

재료: 달걀 4개, 우유 2큰술, 애호박 1/3개, 당근 1/3개, 새송이 버섯 1개, 브로콜리 1/4개, 올리브유와 소금 약간

① 애호박, 당근, 새송이 버섯, 브로콜리를 잘게 다집니다.
② 달걀과 우유를 넣고 잘 섞어 줍니다.
③ 팬에 올리브유를 두르고 잘게 다진 채소들에 소금을 약간 넣고 볶아 따로 준비해 둡니다.
④ 팬에 달걀과 우유 섞은 것을 넣고 얇게 펴서 부칩니다.
⑤ 달걀물이 다 익기 전에 그 위에 볶은 채소를 넣고 천천히 반으로 접어 맙니다.
⑥ 타지 않도록 약한 불에서 은근히 익히면 부드러운 채소 오믈렛이 완성됩니다.

섬유질로 장을 튼튼하게 야채 단호박찜

재료: 단호박 1통, 표고버섯 3개, 당근 1/2개, 양파 1개, 파프리카 2개, 가지 1개, 피자 치즈, 간장 1큰술, 매실액 1큰술, 설탕 1작은술, 올리브유

① 단호박은 깨끗이 씻어 꼭지를 자르고 씨를 뺀 후, 찜통에 찝니다.
② 표고버섯, 당근, 양파, 파프리카, 가지 등 야채는 먹기 좋은 크기로 비슷하게 썰어 둡니다.
③ 팬에 기름을 두르고 손질한 야채를 넣고 볶습니다. 야채는 오래 익혀야 하는 것들부터 먼저 넣습니다.
④ 야채를 모두 넣은 후 간장과 매실액 1큰술과 설탕 1작은술을 넣어 볶습니다.
⑤ 잘 익은 야채를 찐단호박 속에 넣습니다.
⑥ 야채 위에 피자 치즈를 올리고 전자렌지에 2분정도 돌리면 맛있는 야채 단호박찜이 완성됩니다.

우리 아기를 위한 이유식, 쇠고기 시금치죽

재료: 불린 쌀 30g, 쇠고기 15g, 시금치 10g, 당근 5g, 쇠고기 국물 400ml

① 불린 쌀을 믹서에 넣고 곱게 갑니다.(쌀알이 1/3정도는 남아 있어야 해요.)
② 쇠고기는 핏물을 빼고 잘게 다집니다.
③ 시금치는 잎사귀 부분만 넣고 끓는 물에 살짝 데친 후, 잘게 다집니다.
④ 당근은 강판에 잘게 갈아 둡니다.
⑤ 믹서에 간 쌀과 다진 쇠고기를 냄비에 넣고 쌀알이 투명해질 때까지 볶습니다.
⑥ 쌀알이 투명해지면 쇠고기 국물을 넣고 끓입니다.
⑦ 끓기 시작하면 준비해 둔 시금치와 당근을 넣고 주걱으로 저으며 약한 불에서 10~15분 정도 더 끓이면 아기를 위한 건강한 이유식이 완성됩니다.

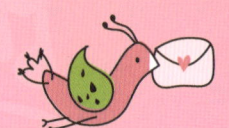 # 엄마와 태아를 위한 행복한 기다림

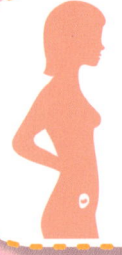
한 달
태아는 약 0.2cm의 키에 약 1g의 무게를 가집니다. 엄마는 감기 기운처럼 약간의 미열 증상이 나타나고 몸이 나른해집니다. 이때는 소변검사를 해도 임신 여부를 알 수 없기 때문에 임신 가능성이 있다면 약을 먹거나 병원에서 받는 검사에 주의해야 합니다. 정확한 임신 여부는 병원에 가서 확인하는 것이 좋습니다.

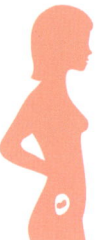
두 달
태아는 키가 약 2~3cm이며, 몸무게는 약 4g이 됩니다. 두뇌와 척추가 생기기 시작하고 내장 기관이 생깁니다. 뇌와 신경세포, 시신경과 청각 신경이 발달하며 팔다리가 길어지고 손가락과 발가락이 나뉘고 꼬리 부분이 짧아집니다. 턱과 입도 생깁니다. 엄마는 유방이 탱탱해지며 통증을 느끼고, 유두색이 짙어지면서 따끔한 느낌이 듭니다. 소화가 안 되고 속이 메슥거리는 증상이 생기면서 입덧이 시작되기도 합니다. 온몸이 나른하고 자주 졸음이 옵니다. 유산의 위험성이 높은 시기이므로 가능한 활동적인 일은 피합니다.

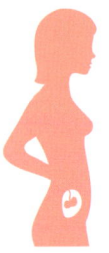
세 달
태아는 키가 약 8~9cm로 자라고 몸무게도 약 20~30g이 됩니다. 뇌세포와 근육 조직 등이 거의 완성되고, 심장박동 소리를 들을 수 있습니다. 눈, 코, 입 등 얼굴 윤곽이 뚜렷해지며 피부에 솜털이 나면서 땀샘과 피지선도 발달합니다. 몸통과 팔다리가 발달하고 손가락에 지문도 생깁니다. 엄마는 피부가 건조해지고 가려움이 생기기도 합니다. 호르몬 분비로 변비와 설사가 생길 수 있고 자궁이 커지면서 방광에 압박을 가해 요의를 자주 느끼게 됩니다. 입덧이 심해지는 시기이므로 건강 관리에 주의를 기울여야 하며 갑자기 아랫배에 통증이 느껴지거나 출혈이 있으면 즉시 병원에 가야 합니다.

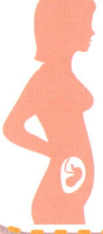
네 달
태아는 키가 약 16~18cm가 되며 몸무게는 약 110~120g이 됩니다. 태반이 완성되고 남녀 구별이 가능해집니다. 손과 손가락 움직임이 발달하고 뼈 조직이 생성되고 팔과 다리에도 관절과 뼈가 생깁니다. 엄마는 아랫배가 눈에 보일 정도로 불러옵니다. 입덧이 점차 사라져 식욕이 좋아지기 시작합니다. 체중이 너무 늘지 않도록 음식 조절이 필요하며 가벼운 산책도 도움이 됩니다.

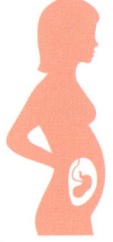
다섯 달
태아는 키가 약 20~25cm로 자라고, 몸무게는 약 300g이 됩니다. 태아가 자유롭게 돌아다니며 손과 발의 움직임도 활발해집니다. 눈썹과 속눈썹도 자라고 미각, 청각, 촉각이 생깁니다. 엄마의 목소리를 기억하고 엄마의 감정의 느끼며 다양한 표정을 짓기도 합니다. 배 바깥쪽의 빛에도 반응하기 시작합니다. 엄마는 아랫배에 임신선이 나타나며 태동을 느끼기 시작하기도 합니다. 유방이 커지고 유두 등 일부분이 피부 색소 변화로 거무스름해지기도 합니다. 이 시기는 초음파 검사, 양수 검사 등을 받는 것이 좋고 고단백 저칼로리 식품 위주로 먹으며 꾸준히 움직이는 것이 좋습니다.

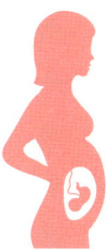
여섯 달
태아는 키가 약 28~30cm, 몸무게는 약 600~800g까지 증가합니다. 머리카락, 눈썹 등의 색이 짙어지고 뼈대와 관절도 크게 발달합니다. 양수를 먹고 소변으로 배설하며 몸에 흡수한 영양분의 나머지를 대변으로 만들어 직장에 쌓아 둡니다. 엄마는 혈액 순환 장애로 발과 다리가 붓고 저리는 증상이 생깁니다. 땀을 많이 흘리고 호흡이 가빠지기도 하며 배가 볼록하게 나옵니다. 유방이 더욱 커지고 유두를 짜면 초유가 나옵니다. 태동을 확실하게 느낄 수 있는 시기이므로 몸과 마음을 편안하게 할 수 있는 태교를 하기에 좋습니다. 갑자기 1~2일 이상 태동이 느껴지지 않으면 병원에 가 보는 것이 좋습니다.

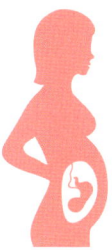
일곱 달
태아는 키가 약 35~37cm까지 자라고 몸무게도 약 900~1,000g이 됩니다. 뇌, 척수, 심장 등이 완전히 발달합니다. 눈동자를 움직이기 시작하며 입을 벌려 양수를 마시고 손가락을 빨기도 합니다. 코로 호흡하는 연습을 하며 피부층이 두꺼워집니다. 엄마는 자궁이 더욱 커지면서 허벅지, 갈비뼈 등에 통증을 느끼고 소화불량과 변비가 더욱 심해집니다. 골반과 등뼈에 무리가 가서 요통이 오며 배의 피부가 늘어나면서 모세혈관이 터지기도 합니다. 수시로 팔과 다리를 주물러 주고, 철분을 충분히 섭취합니다. 음식을 짜게 먹으면 임식중독증의 위험이 있습니다. 임신성 당뇨, 빈혈 등 임산부에게 필요한 검사를 받는 것이 좋습니다.

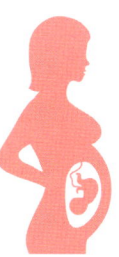
여덟 달
태아는 키가 약 40~43cm가 되고, 약 1.5~1.7kg의 몸무게가 됩니다. 근육의 발달로 몸이 단단해지고 살이 오릅니다. 폐로 호흡이 가능하며 눈을 뜨고 앞을 보는 연습을 합니다. 뇌가 발달해서 감각, 학습 능력, 기억력 등이 발달합니다. 외부 소리에도 반응합니다. 엄마는 자궁의 압박으로 숨이 가빠지고 속이 답답합니다. 자궁 수축이 일어나며 배가 뭉치고 딱딱하고 단단해집니다. 유방에서는 면역 성분이 있는 초유가 생성됩니다. 이때부터는 한 달에 두 번씩 정기 검진을 해야 하며 특히 배가 땅기고 뭉치는 증세가 심하면 바로 병원에 가야 합니다. 순산에 도움이 되는 체조와 복식호흡 등을 익혀 두는 것이 좋습니다.

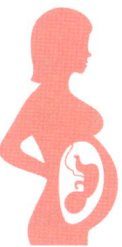
아홉 달
태아는 키가 약 45~46cm가 되고, 몸무게는 약 2.3~2.6kg이 됩니다. 머리와 몸의 비율의 균형이 잡히고 다양한 감각들이 모두 완성됩니다. 손톱과 발톱이 자라고 폐를 비롯한 모든 내장 기관도 성숙하게 됩니다. 이때 대부분의 태아는 머리를 아래로 향하고 나올 준비를 합니다. 엄마는 배가 땅기고 뭉치는 자궁 수축이 자주 일어나기 시작합니다. 몸에 압박이 심해지고 소변을 자주 보게 됩니다. 유두에서 묽은 젖이 나오기도 합니다. 장시간 외출을 피하고 언제든지 입원할 수 있도록 준비를 해 둡니다. 갑자기 양수가 터지거나 출혈, 아랫배에 통증이 주기적으로 나타날 경우에는 바로 병원으로 갑니다.

열 달
태아는 약 50cm로 키가 자라고, 몸무게도 약 3kg가 됩니다. 몸은 전체적으로 4등신으로 균형이 잡히고 머리뼈가 단단해지고 머리카락도 자랍니다. 면역력이 생기며 폐 운동을 시작합니다. 머리 부분이 엄마의 골반으로 들어가고 엄마에게 출산 신호를 보냅니다. 엄마는 자궁이 약 30~35cm까지 커지며 태아가 골반 안으로 내려가면서 자궁도 내려가고 숨쉬기가 가뿐해집니다. 하지만 방광이 더욱 눌려지며 소변을 더 자주 보게 됩니다. 출산이 다가올수록 아랫배의 진통이 자주 강하게 오기 시작합니다. 이 달에는 일주일에 한 번씩 정기 검진을 받고 출산을 준비해야 합니다. 출산에 대비해 컨디션을 좋게 유지하고 건강 관리에 최선을 다해야 합니다.

엄마와 아기를 위한 맛있는 행복 레시피

아삭아삭 비타민이 가득한 과일 샐러드

재료: 사과, 키위, 오렌지, 바나나 등 좋아하는 과일, 브로콜리, 오이 1개, 소금 약간, 요구르트 소스(플레인 요구르트 1/2컵, 마요네즈 1작은술, 설탕 1작은술, 레몬즙 1작은술)

1. 과일들을 먹기 좋게 비슷한 모양과 크기로 썰어 둡니다.
2. 브로콜리는 끓는 물에 소금을 약간 넣고 살짝 데친 후 찬물에 헹궈서 썰어 둡니다.
3. 오이는 껍질을 벗겨 과일과 비슷한 크기와 모양으로 썰어 둡니다.
4. 플레인 요구르트 1/2컵에 마요네즈와 설탕, 레몬즙을 각각 1작은술 넣고 소금을 약간 넣어 요구르트 소스를 만듭니다.
5. 큰 볼에 준비한 과일, 브로콜리, 오이를 넣고 소스를 넣어 섞어 주면 비타민 가득한 과일 샐러드가 완성됩니다.

단백질이 풍부한 두부 스테이크

재료: 두부 1모, 닭가슴살 2조각, 다진 마늘과 찹쌀가루, 참기름 1큰술, 빵가루 6큰술, 소금 1작은술, 후추와 올리브유 약간, 간장 소스(설탕 2큰술, 다진 마늘 2큰술, 레몬즙 2큰술, 진간장 5큰술, 통깨 약간)

1. 두부는 면포에 싸서 물기를 꼭 짠 후 으깨 줍니다.
2. 닭가슴살을 곱게 다집니다.
3. 으깬 두부와 다진 닭가슴살에 다진 마늘, 찹쌀가루, 참기름 1큰술과 빵가루 6큰술, 소금과 후추를 약간 넣고 반죽이 되도록 잘 섞어 줍니다.
4. 반죽을 네모난 통에 넣고 뒤집어서 엎으면 네모난 두부 모양이 만들어집니다. 두께는 최대 2.5~3cm정도로 너무 두껍지 않게 합니다.(모양은 자유롭게 만드세요.)
5. 달군 팬에 올리브유를 두르고 뚜껑을 덮은 후, 약한 불에서 은근히 구워 줍니다.
6. 앞뒤로 잘 익힌 후, 간장 소스를 뿌리면 담백한 두부 스테이크가 완성됩니다.

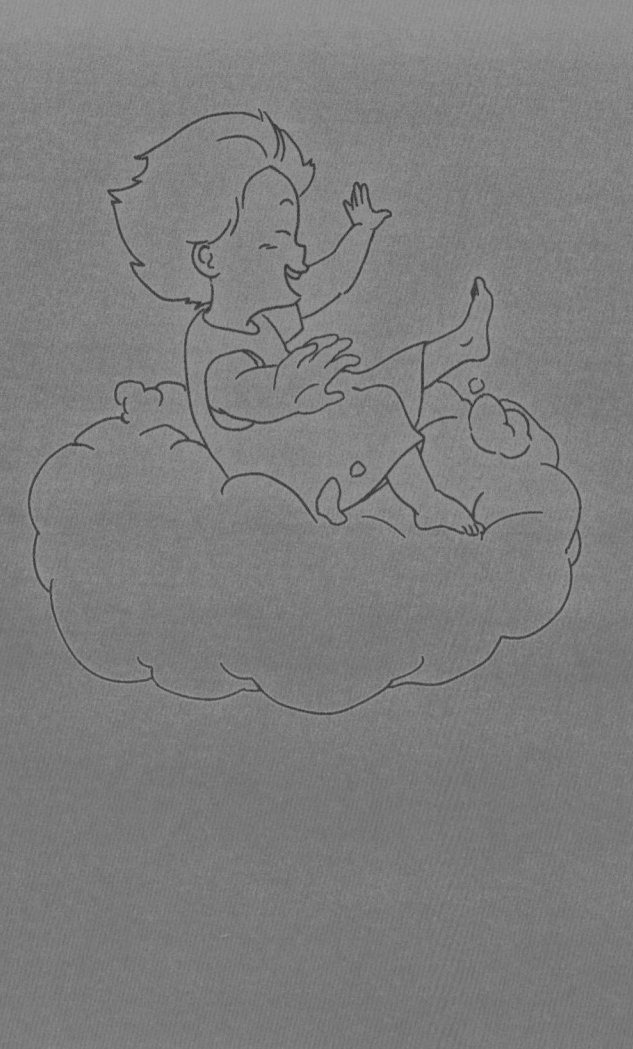

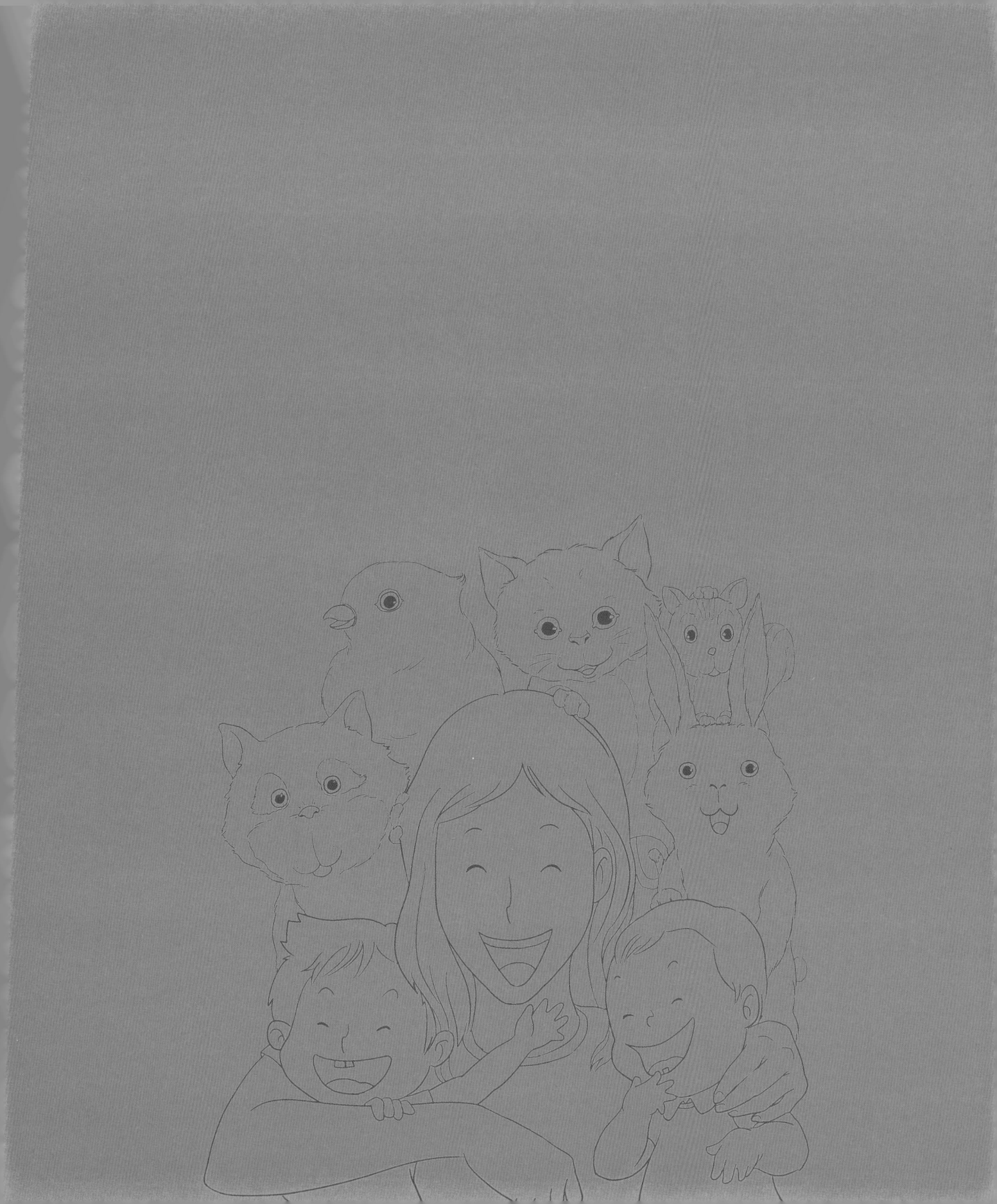